歯科医院が知っておきたい

かしこい問診の仕方，照会状の書き方・読み方

医科と上手にやりとりする重要ポイント

神奈川歯科大学附属
横浜クリニック内科
栗橋 健夫 著

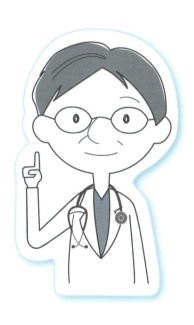

医歯薬出版株式会社

This book was originally published in Japanese
under the title of :

SHIKAIIN GA SHITTEOKITAI KASHIKOI MONSHIN NO SHIKATA SHOKAIJO NO YOMIKATA
(Good medical examination, medical refferral letter and inquiry letter : for Dental Clinic)

KURIHASHI, Takeo
　Specially-appointed professor, Kanagawa Dental University Yokohama Clinic

© 2018 1st ed.
ISHIYAKU PUBLISHERS, INC.
　7-10, Honkomagome 1 chome, Bunkyo-ku,
　Tokyo 113-8612, Japan

【著者略歴】

栗橋 健夫
(くりはし たけお)

略歴
1987年　福岡県立九州歯科大学卒業
1991年　くりはし歯科医院開設
1996年　医療法人社団健聖会設立
1999年　東海大学医学部医学科学士編入学
2003年　東海大学医学部医学科卒業
2006年　東海大学医学部付属病院臨床研修部を経て，織本病院透析センター勤務
2013年　中野江古田病院内科
2013年　東京医科大学病院総合診療科入局
2015年　神奈川歯科大学附属横浜クリニック内科

神奈川歯科大学附属　横浜クリニック　内科診療科長　特任教授
東京医科大学病院　総合診療科

医師　歯科医師　歯学博士
産業医　産業歯科医
日本プライマリ・ケア連合学会認定医，指導医

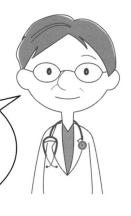

著者の栗橋です．
歯科医師のみなさんが
プライマリ・ケア医と
して活躍されて，
よりよい医科歯科連携
を進めるため，一緒に
学んでいきましょう！

推薦のことば

　急速な医学の進歩により，各診療分野はそれぞれ高度に細分化されてきました．その結果，医師同士であっても診療科が異なると診療情報の内容が正確に伝わらないことが散見されます．このことは，医師―歯科医師間であればなおさらでしょう．医師は歯科医師に診療情報をどのように提供すればよいかを熟知しておらず，歯科医師は医師からの診療情報提供書の理解に困ることもあるでしょう．患者の高齢化により，一人の患者が複数の疾患を抱え，多くの薬剤を内服しているポリファーマシーの状況も理解をより困難にしていると思われます．

　近年重要視されている医療安全の観点からも，質の高い診療情報提供書の必要性は高まっていますが，診療情報提供書の書き方を教える書籍は少なく，ましてや医師―歯科医師間における診療情報提供書の指南書という書籍を今まで私は見たことがありません．その理由の一つは，おそらく医師側と歯科医師側の両者を理解できる人が少ないからでしょう．その意味では，歯科医師であり総合診療科の医師である栗橋健夫氏が，両者の立場に立った視点から，このようなきめの細かい指南書を執筆されたことは，時宜を得た仕事と思われます．この書籍が多くの歯科医師に利用され，医師―歯科医師間における患者の医療情報に対する理解が深まることを祈念して止みません．

東京医科大学　総合診療医学分野
平山　陽示

発刊によせて

　歯科疾患実態調査（2016年）によれば，80歳以上で自分の歯を20本以上維持できている者の割合は，「健康日本21」で掲げた中間目標の20％をはるかに超え，実に，約45％の国民が該当するとのことです．また，若年層（特に10代）のう蝕を持つものの割合は20年前に比べて約1/3まで激減しています．一方で，心疾患・糖尿病・脂肪肝・大腸がん等とのかかわりが指摘されている歯周病は増加傾向にあり，口腔機能低下症などQOLへの影響が社会問題となっています．今後，歯科医師はこうした疾病構造の変化を理解し，多職種連携で高齢化社会の医療の一翼を担わなければなりません．

　本書の著者である栗橋教授は，当クリニック総合内科の常勤医師として診療に当たっておられますが，一方で，今でもリーマーやタービンを使って歯科治療を実践されている歯科臨床医でもあり，歯科医師目線で内科学を解説されているのが，本書の特徴です．われわれ歯科医師にしてみると，学生時代に暗記したものの最近では自身の健康診断などで気にする程度でしかない臨床検査データも，その意味するところを親しみやすい語り口調で解説されているので，飽きることなく読み進めることができます．歯学部学生はもちろん，ベテランの臨床家にとっても医科歯科連携を実践していくうえで必携の一冊となることは間違いありません．本書が歯科臨床の現場で十分に活用されることを心より願い，ここにご推薦申し上げます．

神奈川歯科大学附属横浜研修センター・横浜クリニック　院長
神奈川歯科大学大学院歯学研究科高度先進口腔医学講座　補綴学領域教授

井野　智

はじめに
Wake Up Dentist！
歯科医師は，プライマリ・ケア医たれ！

　筆者が医学部卒業後，医師として初めて他科からいただいた診療情報提供書は，歯科医師からの照会状でした．照会状を持参してきた糖尿病と高血圧で治療中の患者さんについて，「抜歯をするにあたり，可否と注意点をお知らせください」ということだけが書かれた，たった2行の照会状でした．自分はたまたま歯科医師でもありますから，その場で患者さんに抜歯の部位や抜歯が必要になった経緯を尋ねて，担当医の希望に沿った返信を作成したことを覚えています．

　実際，一般の医師で歯を抜くところを見たことのある人は皆無に近いのが現実です．したがって，医科の現場では抜歯やインプラント治療，歯周外科処置でどの程度出血するのか想像もつかないのが現実です．そのような状況で歯科から送られてくる，目的の明確でない漠然とした内容の照会状や診療情報提供書にどうやって返書をするか悩ましく思っている医師が多いのです．

　では，何故そんなことが起きてしまうのでしょうか．大まかにいうと，
① 高血圧，糖尿病，脂質異常症などの全身疾患の治療のため内服薬を4〜6剤以上飲んでいる人が多く，現状が複雑（ポリファーマシーの問題）
② 3〜5年ぐらいのスパンで内科領域の疾患概念や治療法が激変することも多くなり，次々と内服薬が変更されるケースも多い
③ 一般医師に歯科治療の知識がほとんどない
の3点に尽きると思います．

　つまり，実は医学という体系が歯科医学に比べて未完成で，疾患概念や標準治療が3年から5年ごとに変化しているので，歯科医師が過去に得た医学の知識がすでに古いものとなり現状に合わなくなってきているため，医師と歯科医師のやりとりに齟齬が生じていると考えられるのです．

　そこで，本書籍ではいくつかの診療情報提供書と返書の実例を示して，さらに代表的な内科疾患の標準治療の概要をわかりやすく解説し，「結局歯科医師は何を知っていればいいのか」一刀両断にまとめています．筆者が，歯科医師としての立場で内科主治医へ照会状を書き，同じ患者さんの返書を内科医としての立場で書き，さらに救急時の対処法や紹介法まで実例をもとに解説しました．

　筆者の記憶では，歯科医院での初診時の問診票や，もらった紹介状の読み方を解説している書籍は皆無です．そして，この本では返書を通して，読み方を解説し，気が付けば標準内科治療の肝を会得できることがねらいです．

　歯科医師を理解している内科医として思うことは，「歯科医師こそが，プライマリ・ケア医を担うべき！ Wake UP Dentist！」ということです．「ヒッカムの格言」という臨床診断の原則があります（Hickam's dictum：50歳以上では1つの疾患だけにかかっているとは限らないと肝に銘じること．本

書75ページ参照).

　とある歯科医師から，下顎の痛みを主訴に受診した78歳の男性について該当歯が見当たらないということで内科疾患を疑い，筆者のクリニックに紹介していただきました．その患者について問診などを進めると，痛みにピークはなく持続しているとのことで，心電図をとると急性心筋梗塞でした．すぐに救急車でCCU（循環器疾患に対するICU）のある病院へ搬送し，前下行枝から回旋枝にも梗塞が拡大する寸前にカテーテルインターベンションで救命することができました．「ヒッカムの格言」がいうように，高齢の患者では一つの症状（この場合は歯痛）の裏に複数の原因が隠れているかもしれないことを疑い，適切な対応に至ったものといえます．ちなみに，患者を紹介してきた歯科医師は，筆者のセミナーの受講者でした[※]．

　超高齢化に伴い，総合内科医は不足しています．患者さんに薬を処方するのは最短でも30日，長ければ90日の処方となり，この場合，年に4回しか患者さんは医師に会いません．一方で，歯科において一口腔単位で治療を開始すると，毎週患者さんと会っていたとしても，全ての治療が終了するのに3年程度かかることもあります．つまり，歯科医師こそが，未治療の高血圧や糖尿病などの疾患を見つける，プライマリ・ケア医としての役割を果たすチャンスが多いのです．しかし，何よりも疾患自体を知らなければ，疑うことすらできなという厳しい現実もあります．「知識は良心」という歯科大時代の恩師の言葉を噛みしめる毎日です．

　本書は筆者にとって初めての試みですので，至らない点も多々あることと存じます．皆様からの積極的なご批判やご意見をいただければ幸いです．

神奈川歯科大学附属横浜クリニック　内科診療科長　特任教授
東京医科大学病院　総合診療科
医師・歯科医師　歯学博士　栗橋　健夫

[※]神奈川歯科大学附属横浜クリニック：「歯科医師のための内科学」セミナー
http://www.hama.kdu.ac.jp/medical_relation/seminar/open_seminar/internal_schedule.html

目 次

CONTENTS

推薦のことば／平山陽示 iv

発刊によせて／井野　智 v

はじめに vi

1章　問診票と診療情報提供書（照会状・紹介状）の意義と目的 1

2章　知っておきたい医科疾患の疾患概念と標準治療

 1.　高血圧症 8

 2.　循環器疾患 12

 3.　内分泌・代謝疾患（糖尿病・甲状腺疾患）.. 17

 4.　神経疾患 24

 5.　呼吸器疾患 30

 6.　腎泌尿器疾患 35

 7.　消化器疾患 40

 8.　血液疾患 45

 9.　感染症 48

 10.　周産期と婦人科疾患 53

 11.　膠原病 58

 12.　精神疾患 64

3章　かしこい照会状の書き方・診療情報提供書の読み方 …… 71

4章　歯科医院での救急対応の実際と診療情報提供書 …… 89

5章　検査データの読み方と用語・略語解説，抗菌薬の略語 …… 101

文献一覧 …… 111

コラム：歯科医師こそがプライマリ・ケア医!!〜オッカムか，ヒッカムか？〜 …… 75

【ダウンロードサービスについて】

本書でご紹介している「問診票」，「紹介状」，「診療情報提供書」はフォーマットを，「検査値の読み方」，「頻繁に用いられる単語集」，「抗菌薬の略称」はPDFファイルで，どなたでもダウンロードできます．

- ダウンロードアドレス
  https://www.ishiyaku.co.jp/ebooks/445380/

- 上記アドレスのQRコード

- 使用上の注意
  ＊「問診票」，「紹介状」，「診療情報提供書」，「検査値の読み方」，「頻繁に用いられる単語集」，「抗菌薬の略称」(以下「問診票等」)の著作権は医歯薬出版株式会社に帰属します．自院での診療目的に自由にお使いいただけますが，第三者へのデータの再配布はご遠慮ください．
  ＊問診票等を自院で手直しなどして使用される場合は，自己責任でお願いします．問診票等に含まれる情報，方法，説明，薬剤については，常に最新の知識や自身の経験を基に，内容を独自に検証してください．
  ＊筆者および医歯薬出版株式会社は，過失の有無に関係なく，人または財産に対する被害および／または損害に関する責任，もしくは問診票等の情報，方法，説明，薬剤の使用または実施における一切の責任を負いません．

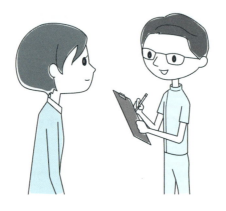

1章

問診票と診療情報提供書
(照会状・紹介状)の意義と目的

1 問診票の意義と目的

　問診票の意義とは，歯科初診患者の主訴の確認と，全身状態を把握して医学的記録として保存しておくことです．具体的には，主訴の他に，細かい治療についての希望や現在の全身疾患の治療状況および既往歴（過去の病歴），アレルギー歴（薬剤，食べ物，金属など）さらに家族歴などの情報を客観的に記入していきます．

　そして，さらに大切なこととして，実際に患者さんに会って話を聞いてみると，問診票に記入してもらった主訴の情報や全身状態の情報と食い違いがあったり，問診票には記録されていないことも強く訴えてくることがあることです．つまり，問診票は，実際に患者さんに会ってから，加筆・修正して一緒に完成させていくものであることを，肝に銘じてください．

　また，正しく問診票を完成させることで，いざ必要なときに内科を含めた他科への診療情報提供書の作成が容易に，そして正確になります．それでは，実際の「歯科医院で明日からすぐ使える問診票」の一例をあげると同時に，その使い方のポイントを示していきます．

　まずは，次頁と次々頁に問診票に盛り込みたい内容を示します．

　はじめに，表面（おもてめん）から解説すると，

1. **歯科の主訴**　→歯科医院への来院の目的を尋ねます．今後の治療方針の立案に関わります．
2. **本日の体調**　→体調により，どこまで診断や治療を進めるかにも関わってきますが，患者さんが感染症にかかっていないか確かめることにもつながります（**2章9節**参照）．
3. **既往歴**　→問診票において，一番しっかりと確認をしておきたい点です．既往歴によっては歯科治療に対して備えが必要になりますし，場合によっては他科への対診が必要になります（**2章**参照）．
4. **血液型**　→緊急事態（法歯学的にも）になった場合，こうした情報が役に立ちます．
5. **投薬歴**　→本項目も問診票で確認しておきたい点です．飲んでいる薬から疾患の状況について詳しくわかることがあります．お薬手帳がある場合は見せてもらうとよいでしょう（**2章**参照）．
6. **アレルギーや蕁麻疹（じんましん）**　→本項目は麻酔や投薬などに関わってきます．金属アレルギーがある場合は補綴装置のマテリアル選択にも気を配る必要が出てきます．
7. **抜歯の経験**　→過去の抜歯において合併症や気分が悪くなった場合，繰り返すことがあるため，再度の抜歯の際には気を配る必要が出てきます．
8. **血が止まりにくいことがある**　→本項目にチェックが入った場合，疾患や薬の影響を考える必要があります（**2章8節**参照）．
9. **生理・妊娠・授乳**　→妊娠中や授乳中の患者の場合，投薬について気をつけなければならない場合があります（**2章10節**参照）．

という構成になっています．

　続く裏面は表面を補足する内容ですが，疾病の見逃しなどを避けるため，できるだけ詳しく書き込んでいただいてください．

問 診 票

No. _____
年　月　日

(ふりがな) お名前 生年月日　　　年　　月　　日生　男・女	年齢 歳	職　業 勤務先 　　　　　　　　　TEL（　　）	
ご住所 〒	配偶者 有・無	TEL 紹介者	

1. どうなさいましたか？ （来院の目的）	□痛みがある　　　　　□むし歯の治療をしたい □詰めたものが取れた　□入れ歯を入れたい □歯ぐきが気になる　　□歯石を取って欲しい □歯ならびが気になる　□検査をして欲しい □歯を美しくしたい　　□その他（　　　　　　　　）
2. 本日の体調はいかがですか？	□良好 □熱がある（　　℃）　□せきが出る　□首が腫れている □喉が痛い　□頭が痛い　□たんが出る
3. 次の病気をしたことがありますか？ （□にチェックが入った場合，裏面に具体的に記入してください）	□高血圧　□循環器疾患（不整脈，心疾患など）　□糖尿病　□甲状腺疾患　□脳血管疾患（脳卒中，脳梗塞など）　□神経疾患（パーキンソン病など）　□呼吸器疾患（肺炎，気管支喘息，肺気腫など）　□腎疾患（腎臓病，腎不全，透析など）　□泌尿器疾患　□消化器疾患（食道，胃，小腸，大腸など）　□血液疾患（貧血，白血病など）　□感染症（かぜ，インフルエンザ，結核など）　□婦人科疾患　□精神疾患　□大きな外科手術　□肝疾患（B型肝炎，C型肝炎，脂肪肝など）　□その他
4. 血液型	□A　□B　□O　□AB（RH＋/－）　□わからない
5. 現在飲んでいるお薬はありますか？ （書き切れない場合は裏面を使うか，お薬手帳をお見せください）	□ない □ある 薬剤名：（　　　　　）（　　　　　）（　　　　　） 　　　　（　　　　　）（　　　　　）（　　　　　）
6. 薬や食物，歯科麻酔薬でアレルギーやじんましんを起こしたことがありますか？	□ない □ある（何で：　　　　　　　いつ頃：　　　　　）
7. 歯を抜いたことがありますか？	□ない □ある（□そのとき気分が悪くなった　□正常であった）
8. 血が止まりにくかったことがありますか？	□ない □ある
9. 女性の方のみお答えください	□生理中　□妊娠中（　　カ月）または（　　週目）　□授乳中

●表面「3. 次の病気をしたことがありますか？」にチェックが入った方は，具体的な病名などを記入してください

疾患名（　　　　　　　　），□治療中　　□経過観察中　　□治癒（　　）年前
疾患名（　　　　　　　　），□治療中　　□経過観察中　　□治癒（　　）年前
疾患名（　　　　　　　　），□治療中　　□経過観察中　　□治癒（　　）年前
疾患名（　　　　　　　　），□治療中　　□経過観察中　　□治癒（　　）年前
疾患名（　　　　　　　　），□治療中　　□経過観察中　　□治癒（　　）年前
疾患名（　　　　　　　　），□治療中　　□経過観察中　　□治癒（　　）年前

●表面「5. 現在飲んでいるお薬はありますか？」で書き切れない薬があった場合，以下にご記入ください（お薬手帳をお見せいただいても結構です）

薬剤名（　　　　　　　）（　　　　　　　　）（　　　　　　　　　）
　　　（　　　　　　　）（　　　　　　　　）（　　　　　　　　　）
　　　（　　　　　　　）（　　　　　　　　）（　　　　　　　　　）

●ペースメーカーや植え込み型除細動器，その他，人工弁や人工血管，人工関節，歯科用インプラントなど，人工物を体内に入れている場合，以下にご記入ください

部位（　　　　　）機器名（　　　　　　　　）入れた時期（　　　　　　　）
部位（　　　　　）機器名（　　　　　　　　）入れた時期（　　　　　　　）
部位（　　　　　）機器名（　　　　　　　　）入れた時期（　　　　　　　）
部位（　　　　　）機器名（　　　　　　　　）入れた時期（　　　　　　　）
部位（　　　　　）機器名（　　　　　　　　）入れた時期（　　　　　　　）

●その他，ご自身の体調で気になる点や，ここまでに書き切れなかった点がありましたら，以下にご記入ください

高齢者を中心として，歯科に通院してくる患者さんのなかには内科だけでなく眼科や皮膚科，さらに整形外科，産婦人科，耳鼻科，精神科など複数の科を受診していることもまれではありません．これにより，いわゆるポリファーマシー（4〜6種類以上の薬を定期的に内服している）も日常茶飯事ですから，内服薬があるようでしたら「お薬手帳」を確認して記録をとることも習慣にしましょう（定期的に薬剤変更の有無もチェックします）．

　基本的な方針としては，あくまでも歯科医院での問診票ですから，歯科治療の主訴と希望をもれなく聞き出すなかで，歯科治療に関わる全身疾患の有無やアレルギー歴などを網羅するのが実践的です．余談ですが，筆者の歯科医院では，開業当初から問診票に血液型（ABO型 Rh+/−）を記入していただいています．これは，医学的な意味だけではなく，当初から血液型に応じてキャラクターに何か特徴があるのか，経験的につかめるかもしれないという側面も考慮しています．もちろん，歯科医師として，大規模災害などで歯型や歯科レントゲン記録とともに血液型の記録も個人識別の一助になればとの医学的見地が主たる目的です．

2 診療情報提供書（照会状・紹介状）の意義と目的

　前項で得た患者さんの医学的データをもとに，内科や医科への診療情報提供書の作成を行う場合もありますが，その意義を簡単にいえば，歯科治療を行っていくうえで知らなくてはいけない患者さんの現在の全身状態と治療法の概要を把握することです．そしてその目的は，歯科観血処置を安全に行うことと，歯科治療が全身疾患に与える影響を最小限にすることです．また，糖尿病などで血糖コントロールが不良な場合は創傷治癒が遅れるだけでなく術後感染のリスクも大きいので，適切な診療情報提供書のやり取りをすることで歯科治療を効率的に，そして安全に行うことができます．

3 問診票を読み，診療情報提供書を書くために必要な知識とは？

1 ― 現在の医科標準治療を理解しておく

　医学という体系は，実は歯科医学に比べていまだに完成されておらず，疾患概念や治療法・予防法が常に変わり続けているというのが現実です．大げさにいえば，「昨日の常識は，明日の非常識」という世界といえます．医学の歴史をみれば，かつて数十年単位で大きく変化していたことが，現在では3〜5年でやってきます．もちろん，人体の生理や解剖が変化しているわけではありませんが，エピゲノム時代（ヒトゲノムの解析完了後，遺伝情報のオンオフ機構を究明するのが主体の時代）の現在では，新事実が解明されるたびに人体の機能や疾患の捉え方や視点が変わり治療法も多様化していきます．

　加えて，地球環境の変化に伴う，いわゆるパンデミック（流行）や薬剤耐性菌の問題などは予測もつきません．したがって，目的が明確な診療情報提供書を書くためには，そうした変化のなかにおいても各疾患の病態生理や最新標準治療の概要を把握しておくことが必須です．2章では，日常歯科臨床で多忙な歯科臨床家の先生方に，明日からの歯科臨床にすぐ役立つように各疾患についての疾患概

念と標準治療について，コンパクトにまとめていきます．

2 — 医科は歯科をどこまで理解しているのか？

　医科側は，歯科治療をどの程度理解しているのでしょうか？　双方に身を置く自分としては，現実として歯科界と医科界がある意味での独自の道をそれぞれが歩み続けている印象を受けています．例えば，抜歯にしても下顎水平埋伏智歯の抜歯など見たこともない医師がほとんどです．したがって，抜歯をするとどのくらい出血するのか，見当もつかないことが普通です．そのため，目的に応じてその歯科処置がどのようなものかを，わかりやすく説明できることが適切な診療情報提供書を書くためには重要です．

3 — 歯科治療がダイレクトに影響するのは糖尿病だけか？

　糖尿病や高血圧症，循環器疾患，脳血管障害や慢性腎臓病などさまざまな疾患があるなかで，ダイレクトに歯科創傷治癒に影響を及ぼすのは，乱暴にいえば糖尿病だけといっても過言ではないでしょう．その他の疾患は，むしろ歯科治療によるその疾患への影響に注意をするか，偶発事象を起こさないようにするためには歯科医師は何をすればいいのかを知ることが重要です．そして，これらの疾患は単独というよりは，いくつかを合併していることの方が多いのが現実です．これから，各疾患を解説していきますが，このことを前提にしていただければ，効率よく各論を押さえることができます．

適切な問診票を創るための 鉄則

鉄則1
歯科初診の患者さんの主訴を確認し，全身状態を把握する

鉄則2
問診票は患者さんの話を聞きながら，一緒に完成させるものと心得る

鉄則3
ポリファーマシー（4〜6種類以上内服薬がある）の多い時代，お薬手帳は必ず確認して，重複処方を避け，定期的に変更があるかチェックする

適切な診療情報提供書を書くための 鉄則

鉄則1
内科の代表的疾患の疾患概念と標準治療の概要を把握する

鉄則2
一般医師に歯科処置がどのようなものか，わかりやすく説明できる

鉄則3
歯科創傷治癒にダイレクトに影響するのが糖尿病のコントロール，その他の疾患は何に気をつければいいのかを把握する

2章

知っておきたい
医科疾患の疾患概念と標準治療

2章 知っておきたい医科疾患の疾患概念と標準治療

1. 高血圧症
hypertension

　高血圧症とは血圧が正常な血圧値よりも高い状態に維持されていることで，心血管系に障害をもたらす疾患です．約90％が動脈硬化以外の基礎疾患の存在しない本態性高血圧（essential hypertension）で，残りの10％は動脈硬化以外の基礎疾患の存在する，二次性高血圧（secondary hypertension）です．二次性高血圧の基礎疾患としては，腎血管性高血圧や原発性アルドステロン症，クッシング症候群，褐色細胞腫，甲状腺機能異常，睡眠時無呼吸症候群などがあります．薬剤誘発性高血圧も二次性高血圧に含まれます．二次性高血圧の場合は，原疾患の治療が最優先です．

　血圧は，わが国では表1[1)]のように分類されます．このうち，「高値血圧」より高い血圧が「高血圧」として扱われますが，併存するリスク（年齢や既往歴など）により治療法や再評価の期間が変わってきます．

1 動脈硬化は老化現象[2)]

　高血圧症の90％以上は，血管壁の線維化や石灰化という老化現象による「動脈硬化」が根本的な原因です．動脈硬化を放置すると心臓が拍動するたびに高い圧力の血流が動脈壁にぶつかり続けるので，さらに動脈壁が傷ついて加速度的に動脈硬化が進行するという悪循環に陥ります．さらに，高血圧症で血管内皮細胞が傷つき続けると修復が間に合わなくなり，炎症が惹起されて単純な線維組織に置き換わっていきます．こうした炎症巣にLDLコレステロールというゴミが付着し，さらにマクロ

表1　成人における血圧値の分類

分類	診察室血圧			家庭内血圧		
	収縮期血圧（最高血圧）		拡張期血圧（最低血圧）	収縮期血圧（最高血圧）		拡張期血圧（最低血圧）
正常血圧	<120	かつ	<80	<115	かつ	<75
正常高値血圧	120〜129	かつ	<80	115〜124	かつ	<75
高値血圧	130〜139	かつ/または	80〜89	125〜134	かつ/または	75〜84
I度高血圧	140〜159	かつ/または	90〜99	135〜144	かつ/または	85〜89
II度高血圧	160〜179	かつ/または	100〜109	145〜159	かつ/または	90〜99
III度高血圧	≧180	かつ/または	≧110	≧160	かつ/または	≧100
（孤立性）収縮期高血圧	≧140	かつ	<90	≧135	かつ	<85

（日本高血圧学会高血圧治療ガイドライン作成委員会．高血圧治療ガイドライン2019．2019，18頁より）[1)]

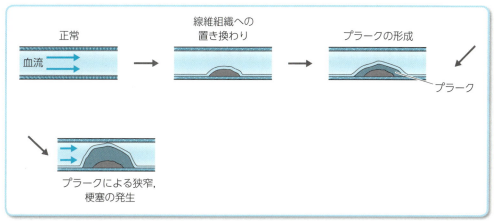

図1　高血圧症の原因となる血管内へのプラーク形成の機序

ファージが集まってプラーク（歯周プラークではなく，破れやすい薄い膜に覆われた脂肪のかたまり）が形成されると，動脈の内腔そのものが狭くなり狭窄していきます．心臓の冠状動脈が狭窄していけばやがて心筋梗塞となり，脳動脈が狭窄していけば脳梗塞となってしまいます[3]（図1）．

2 その先の臓器障害を予防する

つまり，高血圧症を放置すればやがて心血管病変や腎臓などの臓器障害を起こしていきます．

動脈硬化が進行して血管壁の線維化が完成してしまえば打つ手はありませんので，血管壁にかかる圧力をできるだけ減らして，血管の老化を最小限にしてあげることがその先の臓器障害を予防するうえで大変重要です．歯周病に対するプラークコントロールと同じように，高血圧治療は究極のアンチエイジングとしてイメージすることが大切です．明日からは，先生方が高血圧治療を開始したばかりの患者さんから「先生，高血圧の薬を始めたんですけど，これって，本当に一生，飲み続けるんですか？」と尋ねられたら，「プラークコントロールと同じようにアンチエイジングですから，基本的には内科主治医の指示通り，飲み続けましょう」と自信をもって説明しましょう．

3 高血圧症の薬剤はABCDS

1 — A：ACE/ARB/抗血小板薬

（1）ACEI/ARB（ACE阻害薬/AT2受容体阻害薬）

ACE阻害薬（ACEI）やAT2受容体阻害薬（ARB）は，レニン・アンジオテンシン系の阻害薬で，降圧効果や持続時間の安定性，さらに臓器保護作用の科学的データが豊富なことで降圧薬の第一選択となっている薬剤です．心筋梗塞，脳卒中，心血管死を有意に減少させ，腎保護作用により慢性腎臓病や糖尿病性腎症において蛋白尿を減少させます．ACEIはその作用機序から日本人においては約10人に1人に空咳という副作用があるため，わが国ではやや高額にもかかわらずARBが好まれています．

(2) 抗血小板薬 (anti-platelets)

　81〜100mgの低用量アスピリンが抗血小板作用のみを発揮して，心筋梗塞，脳卒中などの心血管イベントの発症を抑えることは30年以上前から常識となっていますが[4,5]，日本人においては出血のリスクがやや上昇するため，使用が躊躇されがちでした．しかし，糖尿病患者などではもっと積極的に使用したほうがいいというデータが多くなり，現在は多用されています．

2 ─ B：β遮断薬 (β-blocker)

　交感神経系を抑制することにより，降圧効果を発揮します．β1選択性の高いものが開発されていますが，β2作用もいくらかブロックするため気管支喘息患者やCOPD（慢性閉塞性肺疾患）患者，さらにもともと徐脈のある場合は使いにくい面もあります．しかし，交感神経刺激のためレニン分泌が過剰となって心拍上昇や血管収縮が起きている場合では，心筋の酸素需要量を減らすことが心臓自体を休めることになり，結果として心保護作用を発揮します．心機能を低下させない程度に少量使うことが，心筋梗塞後や慢性心不全では必須です（抗β1作用：脈拍低下，抗β2作用：気管支収縮作用があります）．

3 ─ C：カルシウム (Ca) 拮抗薬 (CCB：carcium channel blocker)

　血管平滑筋のカルシウムイオンチャネルに直接作用する，強力な降圧薬です．即効性があり，作用が強力ですが，臓器保護作用はあまりありません．しかし，日本において最近まで多かった脳卒中や，日本人に多い冠攣縮性狭心症（冠状動脈のスパズムが原因の狭心症）や発作性上室性頻拍（心房起源の頻拍）の第一選択薬としても頻用されています．

4 ─ D：利尿薬 (diuretics)

　かつては，第一選択となる降圧薬でしたが，低カリウム血症や糖尿病の新規発症リスクがわずかに上昇するため，以前に比べると使用頻度が低くなっています．しかし，うっ血性心不全患者や慢性腎臓病患者ではよく使われます．

5 ─ S：スタチン (statin) …コレステロール管理で動脈硬化を進行させない！

　本態性高血圧の原因である動脈硬化は，血管内皮細胞が高血圧や高コレステロール血症，高血糖などでダメージを受ける際に修復が正しく行われず，線維化が進行していく現象です．そこに，LDLコレステロールのようなゴミがくっつき不安定プラークが形成されて動脈内腔が狭窄したり，プラークが破綻して血管が詰まると脳梗塞や急性心筋梗塞になります．

　スタチンは日本で開発されたコレステロール値を下げる薬で，開発者は次期のノーベル医学・生理学賞候補といわれています．高血圧症の治療では，単に血圧をコントロールするだけではなく，脂質異常症によるプラーク形成によって惹起される炎症を抑えて動脈硬化の進行を食い止めなければなりません．そのためにはしっかりとLDLコレステロールを下げることが重要で，最近では心血管病変や脳血管障害の既往があれば100〜70mg/dL未満まで下げることが推奨されています[6,7]．スタチンについては抗炎症作用も注目されていて，プラークを退縮させて動脈硬化を改善させる効果があります．ただし，結構な割合で筋肉痛や肝障害を起こす欠点があるため，少量ずつ使ったり，水溶性のも

のを使うなどの工夫も必要です．

　内科ではこれらの降圧薬を単剤もしくは組み合わせてどう使っていくのかが重要なポイントです．そして，歯科医師はプライマリ・ケア医として，抜歯などの観血処置の際に血圧測定を実行することで未治療の高血圧患者を発見し，高血圧症の治療を開始するための内科受診を促すことが重要です．

高血圧症…結局，歯科医師は何を知っていればいいのか？

①高血圧症は，動脈硬化という老化現象が主体と理解する
②血圧コントロールの目的は，やがて発症につながる心血管病変や腎障害を予防することにある
③高血圧症の患者では各種降圧薬の組み合わせと抗血小板薬，スタチンの併用によって心血管イベント発症を大幅に抑えることができる
④抜歯やインプラント埋入など，歯科における観血処置の術前に血圧を測定することで，未治療の高血圧症を発見することができる．そうした場合に自信をもって内科への紹介ができるようにしたい

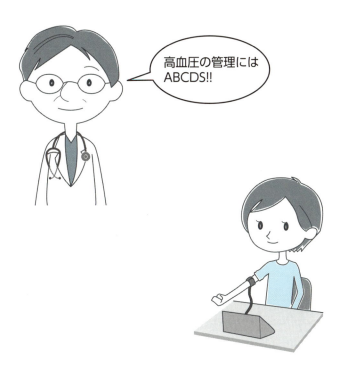

2章 知っておきたい医科疾患の疾患概念と標準治療

2. 循環器疾患
cardiovascular diseases

1 不整脈（arrhythmia）…遅いか速いか

　脈は「遅い」か，「正常」か，「速い」かに分類されますが，まずは正常心拍数を知ることが大切です．正常心拍数は，一般に50〜100回/分とされています．その範囲が2倍ほどあるのは，日常の軽労作や体温，心理状態で容易に変動するからです．

　そして，不整脈には，脈拍が乱れたり，ドキドキとした動悸，気が遠くなるような感覚やめまい，さらに失神まで色々な症状を伴うものと伴わないものがあります．ここでは，大まかな分類と歯科治療と関係の深い心房細動についてまとめてみたいと思います（図1）．

1 ─ 徐脈性不整脈（bradycardia：安静時の脈拍が50回/分以下）…遅い脈

　スポーツ選手は普段はやや徐脈ですが，いざ走り出すと脈拍はすぐに速くなり，運動量に合わせて心臓がしっかり血液を送り出します．しかし，一般の人が加齢や心臓の病気などの原因で心拍が速くならないと，全身，特に脳に血液が行き渡らず，めまいや失神を起こします．

　ヒトの身体に生来備わっている自前のペースメーカーである洞結節が加齢により線維化して徐脈になる洞不全症候群や，房室結節の線維化で心房のシグナルが伝わらなくなる房室ブロックでは，徐脈性不整脈になります．失神や心臓突然死の可能性がある場合は，機械式のペースメーカー植え込み術

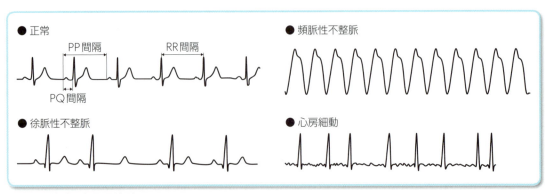

図1　不整脈の心電図波形

の適応となります．ペースメーカーが埋め込まれた患者には歯科でも用いられる電気メスは原則使用できません（バイポーラ型なら使用可能です）．

2 — 頻脈性不整脈 (tachycardia：安静時の脈拍が100回/分以上) …速い脈

頻脈性不整脈には不整脈の発生起源が心房の上室性不整脈と，心室が発生起源の心室性不整脈があります．上室性不整脈で動悸を自覚したり，一過性に心拍が150回/分以上になり日常生活に支障をきたす発作性上室頻拍（PSVT）において薬物療法で効果がない場合は，カテーテルを利用したアブレーション（焼灼法）という手術による根治療法の適応となります．

心室性不整脈である心室性期外収縮は，たとえ聴診や健診の心電図で指摘されても無症状のこともあり，無害な場合も多いですが，24時間心電図において10,000回以上/24時間から心筋疲労を起こすので治療の対象となることもあります．

3 — 心房細動 (atrial fibrillation) 〜心房細動では脳を守ることが重要

心房細動では，心房が細く震えているために洞結節からのシグナルが正しく伝わらずに，脈がまったくでたらめなリズムになります．心房細動は70歳で約5％，80歳で10％と頻繁に出会う不整脈です．加齢により心房が線維化すると洞結節からのシグナルが正しく伝わらずに，心房自体が350回/分以上で細かく震えるようになります．細動波が不規則なため間引きをしてシグナルを伝えるので，脈がでたらめになります．重要なことはこの「心房が絶えず震えている状態」で，血液も常に淀んでしまい，心房細動の自覚症状の有無にかかわらず重度の脳梗塞を引き起こす可能性があります．この場合の血栓が脳に移動して起きる脳梗塞は突発完成型で，梗塞範囲が広いものとなります．前触れもなく突然片麻痺や言語障害が生じたり，運が悪ければ意識が戻らないか，数日後に死亡することもあります．心房細動が未治療の場合，1年間に平均5％の割合で突発完成型の重度な脳梗塞が生じます．つまり，5年間では約4人に1人が後遺症を伴うか，死亡してしまいます．そのため現在の内科標準治療では永続的な非弁膜症性心房細動を確認した場合は，基本的にただちに抗凝固療法を始めることが常識となっています．これによって脳梗塞の発症を約70％も予防できます．

大切なことは血圧測定の際に歯科医師がでたらめな脈に気づき，未治療の心房細動を発見した場合には直ちに循環器内科の受診を指示することです．最近では発症半年以内の持続性心房細動において，カテーテルアブレーションによる根治療法（心房細動再発率は約30％）も積極的に施行されていますので，循環器内科受診までのスピードが予後を左右しています[1,2]．

2 抗凝固療法と歯科治療の関係

抗凝固療法には従来からある「ワルファリン」と，2010年ぐらいから登場した，即効性があり食べ物からの影響のない「直接トロンビン阻害薬」や「Xa阻害薬」などのいわゆる新規経口抗凝固薬（DOAC）を用います．

以下に，各抗凝固療法の特徴と，歯科治療の際の注意点のポイントを解説します[3]．
①歯科治療などの止血を直接確認できる観血処置では原則として抗凝固薬は休薬しない
②ワルファリンは納豆やクロレラなどで効果が減弱するが，DOACでは影響はない

③どうしても休薬が必要な場合，ワルファリンの休薬期間は5日前後必要だが，DOACは24時間で十分（脳梗塞の発症リスクが増える期間が短い）

歯科医師が医師への照会状を書き，医師が誤ってDOACを2週間止めてしまい，脳梗塞が発症するリスクを不用意に上昇させてしまったケースを経験したことがあります．だからこそ，DOACについての知識が必要になります．

3 虚血性心疾患（ischemic heart disease：IHD）[4,5]

1 — ACSを見逃すな！

従来，虚血性心疾患の代表である不安定狭心症や急性心筋梗塞とその冠動脈の形態的変化を，可逆性（元に戻る可能性）があるかないかによって振り分けていました．しかし，高度循環器医療が成功するかどうかのゴールデンタイムが発症から6時間と短く，診断よりもスピーディーな初期対応が重要なため，どちらもひとまとめにした急性冠症候群（acute coronary syndrome：ACS）という概念で捉えるようになりました．

ここで大切なのは，歯科医院で胸痛を訴えた患者や歯痛や顎の痛みを訴えているのに該当歯がない患者のなかでACSを見逃さないことです．

痛みには，大きく分けると歯痛や筋肉痛，肋間神経痛などの「体性痛」と，心臓の痛みや胃や十二指腸などの痛みの「内臓痛」があります．ACSのなかでも虚血性心疾患の痛みは内臓痛であり，何となく前胸部付近が圧迫されたり，締め付けられる感じがします．逆に「左胸のこの部分が痛い」と指で指し示せるとACSの可能性が低くなります．そして，ACSの痛みは15秒以上持続することが普通です．5秒程度の痛みでは可能性は低く，逆に30分以上の痛みではACSのなかでも狭心症ではなく，心筋梗塞の可能性があります．

実際，高齢者が歯痛や顎の痛みで歯科医院を受診して，該当歯がないという理由で内科へ紹介した場合にACSであることは，時々経験することです．

2 — ステント留置後の1年間は要注意

ACSが狭心症でなく心筋梗塞を疑う場合や，冠動脈造影CTで冠動脈狭窄を認めた場合は，心臓カテーテル検査の適応になります．そして，50%〜75%以上の有意な狭窄が認められたら，いよいよ冠動脈インターベンション（perctaneous coronary intervension：PCI）となります．これは，カテーテルの先端のバルーンで狭窄部位を広げたあとに，再狭窄を防ぐためにステントという金属のメッシュを留置することをいいます．このステントも改良が重ねられて，ただの金属製のステント（bear metal stent：BMS）から，ステントの再狭窄を防止するために，内側に免疫抑制剤や抗癌剤をコートして持続的に溶出させる薬剤溶出ステント（drug-eluting stent：DES）が主流です．

このDESは再狭窄防止には強いのですが，逆に金属表面に血管内膜が増殖しにくいので，留置後6〜12カ月の間はステント内で血栓形成が起きやすくなり，ステント血栓症で再狭窄しやすいという矛盾があります．このため，DESステント留置後約1年間は強力な血小板抑制が必要となり，バイアスピリンに加えてクロピドグレルもしくはプラスグレルを併用するDAPT（dual antiplatelet thera-

表1 予防投与が必要なハイリスク患者

① 人工弁置換患者
② IEの既往
③ 未治療のチアノーゼ性先天性心疾患
④ 心移植後
⑤ 単独のASD（心房中隔欠損）を除く成人先天性心疾患
⑥ 肥大型心筋症
⑦ 弁膜症のほとんど（軽度の僧帽弁逸脱症）
⑧ ペースメーカー，ICD（植え込み型除細動器）

（感染性心内膜炎の予防と治療に関するガイドライン（2017改訂版）より）[8]

py；2剤併用抗血小板療法）が選択されます．

したがって，ステント留置後1年以内の患者さんに対する歯科観血処置には注意が必要です．さらに心房細動などでワルファリンやDOACなどで抗凝固療法中の患者さんにステント留置がされた場合は3剤併用（triple therapy）となり，さらに注意が必要です．実際にはDAPTの期間は日本人を含むアジア人では6カ月で十分とされ，アスピリンのみにしてもよいという意見（short DAPT）と，最低12カ月は継続すべきという意見の両方があり[1]，患者の個人差や使用薬剤などで異なります．そのため，6カ月でDAPT中止の可能性も含めて循環器内科への照会状を書くことが必要です[6,7]．

感染性心内膜炎（infectious endocarditis：IE）…歯科治療よりも，歯磨きや口腔内の不衛生が怖いかも？

　感染性心内膜炎は弁膜や心内膜に微生物が感染し，菌塊を含む疣贅（vegetation）を形成して，菌血症や心不全，血管塞栓などを引き起こす重篤な全身性敗血症性疾患です．従来から歯科処置との関係を根強く指摘されてきた疾患でもあります．しかし，最近の統計ではペニシリンG感受性連鎖球菌（*Streptococcus viridans*）による感染性心内膜炎（全体の約40％）の1％程度のみが歯科治療により発症しているに過ぎず，歯科治療そのものよりも口腔内の不衛生やアトピー性皮膚炎などの慢性的バリア損傷の方がリスクとしては重大とされています．そして，患者自身のリスクファクターとしては，感染性心内膜炎の全症例のうち弁膜症や先天性心疾患の患者が75％を占めており，最多でした[8,9]．

1 ─ 予後と治療のポイント

　ひとたびIEが発症すれば予後はきわめて不良で，未治療の場合は致死率が100％です．基本は起因菌の同定に基づく抗菌薬の投与で，抗菌薬ガイドラインに従って，血液培養が陰性化した日から6週間以上の経静脈抗菌薬投与が必要です．さらに，弁破壊による心不全や各種臓器への塞栓，感染性動脈瘤などの合併症も多く，人工弁置換術などの心臓血管外科的治療の適応も多いため，早期に心臓血管外科へのコンサルトが必須です．

2 ─ 歯科医師が気をつけることは？

　菌血症のリスクファクターとして歯科治療があげられことが多いのですが，歯科治療よりも歯磨きや食事摂取で起こるごく短時間の一過性の菌血症によるリスクが高く，抜歯などのリスクはその1/5,600,000に過ぎないという統計もあります．ブラッシングやデンタルフロスでは20〜70％に一過性の菌血症が起こると報告されています．歯科治療自体による感染性心内膜炎は実際には多くなく，

抗菌薬の予防投与効果は限定されてきています.

　口腔粘膜損傷を伴う歯科処置では，**表1**のハイリスク患者の場合は，口腔内の感染性心内膜炎の起因菌として最も多い*Streptococcus vridans*をターゲットとして処置1時間前にアモキシシリン2gを経口投与もしくは静注します．また，ペニシリンアレルギー例ではクリダマイシン600mg，クラリスロマイシン400mg，アジスロマイシン500mgを単回投与します[8]．

　そして何よりも大切なことは，口腔内の清潔を保つことが結局は菌血症のリスクを軽減させるので，プラークコントロールをはじめとした予防歯科ケアの徹底です．

5 循環器疾患…結局，歯科医師は何を知っていればいいのか？

①安静時の正常心拍は50〜100回/分
②極端な徐脈（35回/分以下）はめまいや失神の原因になりうる
③心房細動では脳を守るため抗凝固療法が必須．歯科観血処置では通常は休薬しない
④血圧測定の際，未治療の心房細動を発見したら，すぐに循環器内科を受診してもらう
⑤急性冠症候群（ACS）は不安定狭心症や急性心筋梗塞をひとまとめにした概念．発症6時間以内の心臓カテーテル処置が生命予後に関わるので，歯や顎の痛みを訴えて来院した患者に該当歯がない場合，内科への紹介も考慮する
⑥ステント留置後1年以内の患者では，観血処置に注意する．アスピリンに他の抗血小板薬を加えたDAPTの可能性が高く，心房細動が合併していれば抗凝固療法を加えた3剤併用療法（triple therapy）の可能性もある
⑦ハイリスク患者における感染性心内膜炎の予防として，抗菌薬の術前投与が必要

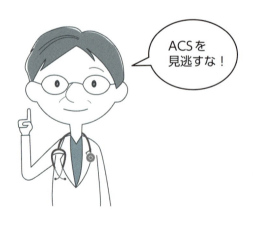

2章 知っておきたい医科疾患の疾患概念と標準治療

3. 内分泌・代謝疾患（糖尿病・甲状腺疾患）
endocrine and metabolic diseases

1 糖尿病（diabetes）〜インスリン作用を理解しておく

1 — 糖尿病とは？

　糖尿病とは，インスリン分泌の作用不足による慢性的な高血糖状態を呈する代謝疾患群の総称です．大きく分けると，①膵β細胞の破壊による絶対的インスリン欠乏に至りインスリン依存性になる「1型糖尿病」と，②インスリン分泌低下やインスリン抵抗性によるインスリンの相対的不足による「2型糖尿病」に分けられます．わが国では糖尿病患者の約95％が肥満や運動不足によるメタボリックシンドロームに起因する2型糖尿病患者ですが，2型糖尿病は遺伝的な要素も大きく，家族歴がある場合はやせ型の体型でも発症する場合があります（表1）[1]．

　診断は，空腹時血糖126mg/dL以上もしくは75g OGTT2時間値（空腹10時間以上で75gブトウ糖負荷試験2時間後の血糖値）や随時血糖が200g/dL以上に加え，HbA1c6.5％以上を満たす場合，糖尿病と診断されます．血糖値かHbA1cのどちらかのみ基準を満たす場合は1カ月以内に再検査します．

　診断の流れは図1の通り[1,2]です．

表1　糖尿病の分類

	1型	2型
発症機序	主に自己免疫を基礎にした膵β細胞破壊．HLAなどの遺伝因子になんらかの誘因・環境因子が加わって起こる．他の自己免疫疾患（甲状腺疾患など）の合併が少なくない	インスリン分泌の低下やインスリン抵抗性をきたす複数の遺伝因子に過食（とくに高脂肪食），運動不足などの環境因子が加わってインスリン作用不足を生じて発症する
家族歴	家系内の糖尿病は2型の場合より少ない	家系内血縁者にしばしば糖尿病がある
発症年齢	小児〜思春期に多い．中高年でも認められる	40歳以上に多い．若年発症も増加している
肥満度	肥満とは関係ない	肥満または肥満の既往が多い
自己抗体	GAD抗体，IAA，ICA，IA-2抗体，2nT8抗体などの陽性率が高い	陰性

GAD：グルタミン酸脱炭酸酵素，IAA：インスリン自己抗体，ICA：膵臓細胞抗体，IA-2：インスリン関連蛋白2

（日本糖尿病学会編・著．糖尿病治療ガイド2018-2019．文光堂．16頁，2018より）[1]

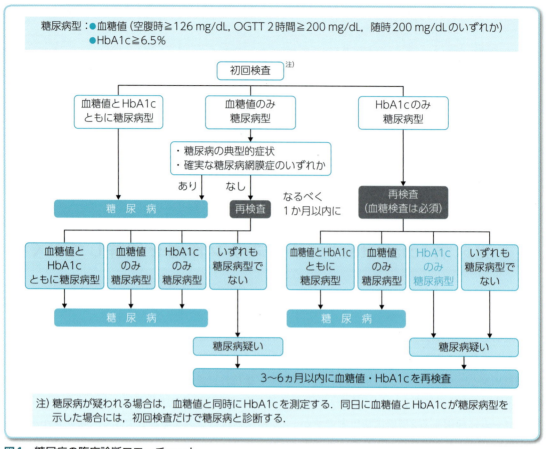

図1 糖尿病の臨床診断フローチャート
(日本糖尿病学会編・著. 糖尿病治療ガイド2018-2019. 文光堂. 23頁, 2018より)[1]

2 — 糖尿病で押さえておくべきポイント

　糖尿病の管理における重要ポイントは『ここが知りたい！糖尿病診療ハンドブックVer.3』(岩岡秀明編著)に示されていたものが覚えやすいのでご紹介します[3]．
①空腹時血糖の正常値　70〜110mg/dL（セブンイレブン！）
②HbA1cの目標値は甘めの7.0％未満でよい！（体温37.0℃以下と同じ）
③大切な指標は体重，血糖値とABC
　A＝Hb<u>A</u>1c
　B＝<u>B</u>lood Pressure　血圧
　C＝<u>C</u>holesterol　コレステロール値
④3大合併症は細小血管障害「しめじ」と覚える（し：神経症，め：網膜症，じ：腎症）
⑤大血管障害の「えのき」も大切（え：壊疽，の：脳梗塞，き：狭心症）

3 — インスリンは血糖値を下げるためのホルモンではない！

　食事摂取により血糖値が上昇すると膵β細胞からインスリンが分泌されますが，このインスリンは

ブドウ糖を脂肪細胞や筋細胞内にGLUT4というチャネルを介して取り込ませ，その結果として血糖値が下がるということになります．糖尿病はこのインスリンの分泌量が低下する場合と，分泌はされるが効きが悪くなる（インスリン抵抗性が高まる）場合があります．いずれにしろ細胞内にブドウ糖が取り込めなくなる代謝疾患ではありますが，インスリンは単に血糖値を下げるホルモンではなく，その分泌量や効き方が低下することで糖尿病が発症するということが重要なポイントです．後述する治療薬もこの点に焦点を当てて，さまざまな効果があります．ちなみに，高血糖では物理的に血液の粘性が上昇してしまい，心拍動のたびに粘性の高い血液がぶつかるので血管壁がボロボロになっていき，細小血管障害や大血管障害が起きます[4]．

4 — 歯科診療ではシックデイを押さえておく！

　糖尿病治療中に，発熱，下痢，嘔吐や食欲不振，歯科治療などのために，いつもどおりの食事ができないときを「シックデイ」といいます．シックデイでは必ずしも低血糖になるとは限らず，ストレスホルモンの影響で逆に高血糖やケトン血症を起こすこともあります．随伴する脱水や摂取エネルギー低下が病態を進行させやすく，内服治療だけの比較的軽度な糖尿病の場合も油断はできません[5]．

（1）シックデイ対応の実際
　それでは，シックデイ対応について内科側と歯科側から具体的に説明しておきましょう．

・**内科側の対応**
①主治医に必ず連絡するように日頃から指導し，自己判断でインスリンを中止しない
②発熱，消化器症状が強いときは医療機関を早めに受診する
③十分な水分摂取をして脱水を予防する．食欲がないときは，ジュース，おかゆ，アイスクリームなどでカロリーを確保し，絶食をしない
④インスリン治療中であれば，自己血糖測定を3～4時間ごとに行い，血糖値が200mg/dLを超えて上昇傾向ならば超速効型インスリンを2～4単位追加する

・**歯科側の対応**
①歯科治療，特に観血的治療がシックデイの原因になり得ることを肝に銘じる
②内服治療だけの比較的軽度な糖尿病の場合でもシックデイ対応が必要である
③観血的治療を予定する場合は，事前に診療情報提供書を作成して内科主治医に連絡を取り，食事がとりにくくなる日数を伝え，シックデイ対策と指導をお願いしておく
④術後経過が思わしくなく，食事が正常にとれない期間が延びる場合は再度診療情報提供書を作成して内科主治医と連絡を取る
⑤来院時に智歯周囲炎や歯周病の急性症状などですでにシックデイになっている場合は，最低限の処置と投薬を行い，その日のうちに内科を受診してもらう

5 — 糖尿病の内科標準治療のまとめ…究極に要点だけを！

　糖尿病の内科標準治療は大きく分けて，「食事療法」，「運動療法」および「薬物療法」の3つの柱からなります．「インスリンは血糖値を下げるためのホルモンではない！」でお話ししたとおり，インスリンの作用機序から食事療法と運動療法を抜きにすると，著しい体重増加をきたしますので，この点を

表2 糖尿病治療薬の分類

機序		薬剤名	一般的な薬剤名
経口血糖降下薬	インスリン抵抗性改善薬	ビグアナイド	メトホルミン塩酸塩
	インスリン分泌促進薬	スルホニル尿素薬	グルメピリド
		DPP-4阻害薬	ビルダグリプチン,リナグリプチン
糖吸収・排泄系調節薬		α-グルコシダーゼ阻害薬	ボグリボース
		SGLT2阻害薬	トホグリフロジン水和物
インスリン		インスリン	
インクレチン関連注射薬		GLP-1アナログ	リラグルチド,エキセナチド

患者さんに十分に納得していただくことが大変重要です．糖尿病治療歴の長い患者さんほど薬物療法にのみ頼り切る傾向が強く，体重増加をきたすことは歯科の外来でもよく経験すると思われます[5]．

(1) 食事療法

患者さんの標準体重(kg：身長[m]×身長[m]×22)を求め，これに身体活動量(軽労作25〜30，普通の労作30〜35，重い労作35〜)を乗じた数字(kcal)を1日の目標エネルギー摂取量として摂取することで，体重をコントロールします．

(2) 運動療法

1日30分程度の適度な有酸素運動は，細胞表面にGLUT4というブドウ糖取り込みチャネルの数を増やし，インスリン抵抗性が改善されることでインスリンや血糖降下薬を効きやすくします．過激な運動や無酸素運動を高血糖状態で行うと，眼底出血や脳出血の原因になるので要注意です．食事制限なしで，運動だけで減量するのは困難で危険を伴います．

(3) 薬物療法

糖尿病の初期やボーダーライン以外では，何らかの薬物療法を併用しているケースがほとんどです．大きく分けて，経口血糖降下薬とインスリン，インクレチン関連注射薬があります(**表2**)．

・経口血糖降下薬

インスリン抵抗性改善薬

A) メトホルミン…何といって現在の第一選択薬！

肝臓での糖新生を抑制し，ブドウ糖の筋細胞への取り込みを促進させて，さらに腸からの糖吸収を抑制するため肥満を起こしにくく，また，安価な薬剤です．乳酸アシドーシスという副作用は，日本人でも起こりにくいことが実証されています(10年前までは起こりやすいといわれていましたが)．

インスリン分泌促進薬

A) スルホニル尿素薬…やがて効かなくなり二次無効になる

ランゲルハンス島細胞を刺激し膵臓に残っているインスリンを無理やり絞り出すので，強力で安価でありますが，体重増加をきたしやすいという欠点があります．やがて内因性インスリンが枯渇して

効かなくなります（二次無効）．

B）DPP-4阻害薬…インクレチン濃度を上げる

　食後に小腸から分泌されるインクレチン（膵臓に作用してインスリン分泌を促進）というホルモンを分解する酵素DPP-4を阻害し，インクレチン濃度を上昇させます．作用機序から，食後低血糖の副作用が少なく使いやすく，1錠で1週間程度持続するタイプもあります．

- **糖吸収・排泄系調節薬**

A）α-グルコシダーゼ阻害薬…低血糖発作ではブドウ糖のみ有効

　腸での二糖類の分解を阻害して糖吸収を低下させます．腸内ガスがたまりやすいのが欠点ですが，よく併用されます．低血糖時にジュース，アイスクリームなどのショ糖（二糖類）では吸収されないので要注意です．

B）SGLT2阻害薬（sodium-dependent glucose transporter 2阻害薬）

　腎臓の近位尿細管におけるSGLT2チャンネルにおけるブドウ糖の再吸収をブロックして，尿中のブドウ糖の排泄を促進させます．糖尿病の名前のゆえんたるように，尿中へ糖を垂れ流すことで，血糖値を低下させるという逆転の発想の薬剤です．約3カ月～半年で3～5kgの体重減少をきたすので，うっ血性心不全を改善する効果も期待できますが，尿糖増加による利尿作用（浸透圧利尿）で脱水や尿路感染症が発生しやすく，注意が必要です．投薬開始後には1日に500mL程度の飲水を指示し，脱水を防ぎます．

- **インスリン療法**

　大きく分けて，経口血糖降下薬と持効型（24時間持続的に作用するタイプ）インスリンの併用療法（basal supported oral therapy：BOT）と，毎食前の超速効型インスリン3回と就寝前の持効型インスリン1回の4回打ちの強化インスリン療法に分かれます．病期やライフスタイルに合わせて，これらを適宜組み合わせることも一般的です（内服薬と混合型インスリン朝夕2回打ちなど）．

　また，血糖値がかなり高い状態から糖尿病治療を開始する場合は，まず持効型インスリンを数カ月だけ使って糖毒性（高血糖持続で膵臓が疲弊）を解除してあげることで，膵臓のインスリン分泌能を復活させる治療は，外来でもよく使います．

　いずれにしても，インスリンを打ってから食事ができないと低血糖発作を起こしますので，患者さんには，できれば教育入院をしていただき，対処法をよく指導しておきます．

- **インクレチン関連注射薬**

　小腸から分泌されるインクレチンというホルモンの一種であるGLP-1（glucagon-like peptide-1）は血糖値に応じて膵β細胞からのインスリン分泌を促し，膵α細胞からのグルカゴン分泌（血糖上昇ホルモン）を抑制します．さらに，中枢神経を介しての食欲抑制や胃の蠕動運動低下作用など，多面的に血糖を低下させます．このインクレチンを注射薬として使用しますが，大きく分けて短時間作用型のもの（1日2回．食後高血糖を抑える）と，長期作用型のもの（週1回．空腹時血糖を低下させる）があります．

6 ― 低血糖発作と対応

　歯科医学生時代に内科の授業でうつらうつらしてしまうと，糖尿病の話では気がつくと低血糖と対応法の話をしていて，高血糖でなく低血糖？と感じたのをよく思い出します．シックデイで食事が

とれないのに糖尿病治療薬を通常どおり使用すると，低血糖になります．また，高齢者でストレスや疲労などでも容易に糖新生が低下して低血糖発作を起こし得ます．つまり，糖尿病治療をしている限り，内服治療の場合だけでも低血糖発作はついて回ると肝に銘じてください[4,5]．

(1) 低血糖症状

血糖値が55mg/dL以下で異常な脱力感やあくびから始まり，50mg/dLより低下すると冷汗，動悸が出て，さらに進行すると手足の震えなど起こして，やがて意識を消失します．

血糖値低下では，意識消失する前に一過性の神経脱落症状（脳梗塞で脳の一部が機能しなくなった時と同じ状態）を起こして，見当識障害（会話がおかしい，つじつまが合わないなど）や片麻痺などを起こすこともあり，脳梗塞との判別が困難なこともあります．30mg/dL以下の低血糖が15分以上持続すると，脳には不可逆的な障害が残ります．すべての意識障害患者には，まず低血糖の否定をしておくのが大原則です．「低血糖を除外しなければ脳梗塞を語るな」という格言もあります．

(2) 低血糖時の対応

経口摂取が可能であれば，ただちにブドウ糖10g（顆粒やゼリー）を摂取してもらいます．経口摂取ができなければ，静脈ルートから50％ブドウ糖20mLを静注します．15分後に血糖値を再検査して，血糖値が改善していないか，もしくは意識回復や症状改善がなければ，繰り返します．静脈ルートが取れなければ，グルカゴン1mg 1Aを筋注するのが原則です．歯科医院では最低限ブドウ糖の経口摂取までは対応すべきです．救急要請しても救急車が到着するまで15分程度は要するからです．

甲状腺疾患（thyroid diseases）…ゆっくり対応でほとんど問題なしだが，イソジン使用は要注意！

甲状腺疾患はかなり頻度の高い疾患ですので，治療や経過観察している患者さんは山ほどいらっしゃいます．ただし，甲状腺疾患では急を要する状況は非常にまれですので，安心してください．甲状腺クリーゼという，極度の甲状腺機能亢進や入院を要する甲状腺機能低下症もめったに起こりません．

甲状腺ホルモンは身体の代謝をつかさどるホルモンですので，値が上昇すれば，動悸，頻脈性不整脈，発汗，体重減少をきたし，減少すれば，倦怠感，徐脈，浮腫などを生じます．甲状腺ホルモンは活性型のfreeT3（FT3）とfreeT4（FT4）がありますが，下垂体前葉から分泌される甲状腺刺激ホルモン（TSH）で調節されています．

1 ─ TSHが低い…甲状腺機能亢進症（バセドウ病）

甲状腺ホルモンが過剰な状態ですから，下垂体からの刺激は必要なくなりTSHは低下しています．FT3，FT4の上昇に伴い動悸，不整脈，体重減少があれば，チオナミドを投与してコントロールします．薬剤アレルギーなどがあれば，放射線療法か手術療法を選択します．

2 — TSHが高い…甲状腺機能低下症（橋本病など）

　甲状腺ホルモンが欠乏している状態なので，下垂体からの刺激が必要なためTSHは上昇します．橋本病では甲状腺そのものが自己抗体で破壊されていますので，必要に応じて甲状腺ホルモンを補充します．倦怠感が強く，全身浮腫などあれば，チラーヂンという甲状腺ホルモンそのものを経口投与していきます．

3 — 甲状腺疾患とヨード摂取について…イソジンガーグルは多用しない！

　甲状腺ホルモンはアミノ酸のチロシンを原料として甲状腺で血液から取り込んだヨードを結合させて合成されます．ヨードが3個のトリヨードサイロニン（T3）と，ヨードが4個のサイロキシン（T4）があります．しかし，ヨードが過剰摂取されると，ウォルフ-チャイコフ効果というヨードの有機化障害により甲状腺機能低下症を引き起こします．しかも，橋本病や高齢者，透析患者などではその効果が持続しやすく，場合によっては甲状腺乳頭癌の発症リスクとなります．

　また，バセドウ病では，抗甲状腺薬のチアマゾールが効かなくなることもあります．そして，歯科でよく使うイソジンガーグルには1mL中に7mgもヨードが含まれているうえに，喉の粘膜からのヨード吸収率は100％です（皮膚からの吸収率は0.1％）．WHOのヨード推奨摂取量は0.25mg/日で，日本人の平均摂取量は0.5〜3.0mgであり，世界最多です．毎日1.5mg以上を摂取し続けると甲状腺機能低下症になります．抜歯後に数日間の使用は問題ありませんが，市販品の取り扱いも含めて，多用は控えるように指導しましょう[6,7]．

　結論からいえば，歯科治療にやって来る患者さんで甲状腺疾患のある場合は，どちらのケースもコントロールがついていますので，特に注意すべき点はなく通常どおりで構いません．バセドウ病の場合でも，暴れ馬をコントロールする病期での歯科観血的治療が必要なケースでは入院中ですから病院歯科対応になります．その場合でも心拍数のモニターとβ遮断薬によるレートコントロール程度で対応可能です．

 内分泌・代謝疾患（糖尿病，甲状腺疾患）〜結局，歯科医師はなにを知っていればいいのか？

①糖尿病の診断基準は，空腹時血糖126mg/dL以上かつHbA1c 6.5％以上を同時に満たすのが基本
②糖尿病治療中に，発熱，下痢，嘔吐や食欲不振，歯科治療などでいつもどおり食事ができないときをシックデイと呼ぶ．難抜歯などでは事前に内科主治医に連絡を取る
③低血糖状態でも，脳梗塞のような神経脱落症状を呈することがある
④低血糖を疑ったら，ただちにブドウ糖10g（顆粒やゼリー）を摂取してもらう
⑤甲状腺疾患の患者は基本的には通常どおりの歯科診療で対応が可能
⑥甲状腺疾患の患者でのヨード過剰摂取は禁忌．イソジンガーグルの多用は避ける．アズノールうがい液などを使用する

2章 知っておきたい医科疾患の疾患概念と標準治療

4. 神経疾患
neurological diseases

1 脳血管障害（cerebrovascular disease：CVD）[1～3]

1 ― 脳血管障害は血管の病気と認識しておく

　まず，突然発症する片麻痺やしびれなどの運動障害・言語障害などの症状が代表的な脳血管障害，いわゆる脳卒中（stroke）は脳そのものの病気ではなく，あくまでも血管の病気と認識をしておきましょう．そして，降圧剤による血圧コントロールが普及した現在では，虚血性疾患である脳梗塞が約75％を占めています．以下に虚血性脳血管障害と出血性脳血管障害の概略をまとめます（図1）．

2 ― 虚血性脳血管障害（brain ischemia）

　虚血性脳血管障害は，脳動脈の閉塞または狭窄により支配領域の脳組織が壊死する脳梗塞と，一時的に脳血管が閉塞したが自然に血栓が融解または流れて血流が数時間～24時間以内に再開する一過性脳虚血発作（transient ischemic attack：TIA）に分類されます．また，虚血性脳血管障害のほとんどが片側性に発症するので，通常は片麻痺となります．

（1）脳梗塞（cerebral infarction）の種類と特徴

　脳梗塞はさらに動脈硬化により起こるものとして，比較的大きな脳動脈が閉塞する「アテローム血栓性脳梗塞」と，高齢者に頻発する脳動脈穿通枝の閉塞で2～5mmの比較的小さい「ラクナ梗塞」があります．また，心房細動により左心房内の血液が淀んで形成された血栓が脳へ飛んで，脳の大血管が完全に閉塞して突発完成型の片麻痺や意識障害などの重傷な後遺症が残るか死亡してしまう「心原性脳梗塞」もあります．

　この3種類では，心原性が若干少ないようですが，ほぼ1/3ずつの割合で発症しています．ここで最も大切なことは，再発防止や予防に使用する薬剤は，血小板血栓が原因のアテローム血栓性脳梗塞とラクナ梗塞には抗血小板薬であるアスピリンであり，心原性脳梗塞には抗凝固薬のワーファリンやDOACを使用することを，覚えておくことです．

　治療法は血栓溶解療法が基本ですが，適応は発症後6時間以内と初期診断が大切です．脳梗塞の早期診断にはMRIの拡散強調画像（diffusion weighted image：DWI）が有効です．

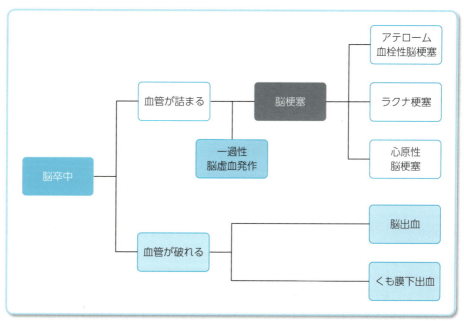

図1 脳卒中の分類

表1 ABCD²スコアと脳梗塞発症率

A (age) 年齢	60歳以上	1点
B (blood pressure) 血圧	収縮期140mmHg以上 かつ・または 拡張期90mmHg以上	1点
C (clinical features) 症状	片側脱力	2点
	脱力を伴わない発語障害	1点
	その他	0点
D (duration) 持続時間	60分以上	2点
	10〜59分	1点
	10分未満	0点
D (diabetes) 糖尿病	糖尿病有り	1点

TIA後2日以内の脳梗塞発症率　スコア0〜3：1.0%，4〜5：4.1%，6〜7：8.1%
(日本脳卒中学会　脳卒中ガイドライン委員会.日本脳卒中治療ガイドライン2015. 協和企画. 2015, 82頁より)[4]

(2) 一過性脳虚血発作の患者の10%が90日以内に脳梗塞を発症

しかも，その約半数が48時間以内に発症するため，TIAを疑えば2〜3日間の入院経過観察を検討する必要があります．TIA後の脳梗塞発症リスクを予測するスコアとしては，ABCD²スコア(表1)[4]があり，3点以上で入院の適応としています．歯科治療中にTIAを疑う症状を認めたら，内科への紹介を検討しましょう[5,6]．

3 ― 出血性脳血管障害 (brain hemorrhage)

脳出血は高血圧や脳動脈瘤の破裂による脳実質内への出血で，血腫による圧迫で局所神経症状や頭

表2 頭痛の見分け方―とりわけ，緊張性頭痛と片頭痛の違いがわかると日常的に便利

	筋緊張性頭痛	片頭痛	クモ膜下出血
前駆症状	なし	閃輝暗点が出る場合がある	なし
持続時間	数時間～数日	3～48時間	突然発生
性質	締め付けられるような持続痛	拍動性の強い頭痛．頭痛時は音や匂いに敏感になる	バットで頭を叩かれたような激しい頭痛
部位	片側性だが両側性の場合もあり	片側性	発症時は片側性
誘発因子	側頭筋，後頭筋群や頸部，肩，背中の筋肉の緊張	脳の血管が拡張し，神経が圧迫されることによる	85％が脳動脈瘤の破裂

(井上賀元編集代表．当直医マニュアル2018．医歯薬出版．2018，178～179より)[19]

蓋内圧亢進症状を呈します．また，脳表面の血管病変や動脈瘤破裂によるクモ膜下腔への出血では，激しい頭痛を伴うクモ膜下出血を生じて，脳幹が圧迫されると意識障害が生じます．出血の部位によっては手術の適応となりますが，脳幹部や深部の出血では手術ができず，予後も不良です．脳出血ではCTがMRIよりも診断には優れています．すべての脳血管障害の診断は短時間で撮れるCTが第一選択で，まずCTで出血を否定してからMRIを撮らないと（CT firstの原則），医療事故につながるケースもあります[7,8,9]．

4 ― 高次脳機能障害 (higher brain dysfunction) とは？

脳血管障害後の後遺症には言語障害や運動障害の他に，外見上はわかりにくい高次脳機能障害もあります．具体的には，注意障害（集中力低下），記憶障害，社会的行動障害（突然，大声を出す等）があり，治療説明自体が本人以外に必要な場合もあります[7~11]．

2 頭痛（headache）[12~18]

内科外来で，頭痛は最も多い主訴の1つです．ここでは慢性頭痛と絶対に見逃したくない突発性の頭痛の代表としてクモ膜下出血について的を絞ってまとめてみました．

なお，三叉神経痛や大後頭神経痛などの動脈による神経の圧迫が原因の頭痛は口腔外科領域でもなじみ深い疾患で，顔面痛を訴えることも多く，台風などの気圧低下や気候変動などで誘発されます．疼痛が強く頻繁で嘔気を伴う場合や三叉神経第3枝領域において味の濃い食物によって痛みが誘発されてADL低下が著しい場合は，脳神経外科での減圧手術の適応があることはご承知と思います（**表2**）[19]．

1 ― 慢性一次性頭痛 (chronic primary headache)

(1) 緊張性頭痛 (tension-type headache)

脳に器質的な異常がないのに，繰り返し頭痛を訴える患者さんはたくさんいますが，歯痛や副鼻腔炎や感染症などのない慢性頭痛を「一次性（機能性）頭痛」といいます．その一次性頭痛で最も多いのが「筋緊張性頭痛」で，全体の約2/3を占めます．側頭筋，後頭筋群や頸部，肩，背中の筋肉の緊張と凝りで血流が阻害することで増悪する頭痛です．締め付けられるような持続痛で両側性のことも多いようですが，静かに安静にしなくても耐えられる痛みがほとんどです．数時間から数日間と持続期間

が比較的長いのですが，通常は嘔気を伴うほど重くなく，入浴やシャワーで血行が改善されると軽快することが特徴です．アセトアミノフェンや通常のNSAIDsで対応できることが多いようです．

(2) 片頭痛 (migraine)

慢性一次性頭痛で二番目に多いのが，片頭痛です．症状や随伴症状が特徴的なために診断が付きやすく，「片頭痛でなければ筋緊張性頭痛がほとんど」といえるので，特徴を理解しておくことが実践的です．

片頭痛は片側の拍動性の強い頭痛で，嘔気を伴うことも多く，頭痛のためじっと安静にしていたくなります．持続時間は3～48時間程度でやや短めですが，1日ぐらい続く場合が多く，頭痛発症の30分ぐらい前に，閃輝暗点という片方の目にキラキラした黒い折れ線や星のようなものが出現し，ものが見づらくなります．これを前兆 (aura) といい，約30％の片頭痛患者が経験します．さらに，朝，太陽の光などを見ると誘発されたり，頭痛時は音や匂いに過敏になるのも特徴的です．片頭痛は脳の血管が拡張することで神経が圧迫されることが原因です．アセトアミノフェンやNSAIDsが無効な場合は，スマトリプタンという血管収縮薬が第一選択です．頭痛が1カ月に10回以上もあるのであれば，「頻度を減らすためにはじめから弱めに血管を拡張させておくことで程度が軽くなる」という理論で，弱めのCa拮抗薬である片頭痛予防薬が適応となります．

2 — クモ膜下出血 (subarachnoid hemorrhage：SAH) …雷鳴頭痛を見逃すと死亡するケースも

雷鳴頭痛 (thunderclap headache) とは文字どおり雷に打たれたように突然発症する激しい頭痛のことで，日本ではよく，「バットで頭を急に叩かれたような激しい頭痛」と表現します．突然発症の激しい頭痛の約25％がくも膜下出血で，見逃すと死亡率が50％と高く，絶対に見逃したくない頭痛です．85％以上で脳動脈瘤の破裂が原因ですが，先天的脳動脈奇形による脳動脈瘤が若年者でもみられる場合もあり，若くても油断はできません．脳動脈瘤が破裂した瞬間に頭痛が発症するため，突然発症します．致死的な大出血の前に小さな動脈瘤の破裂や破裂の直前の微小出血で起こる前兆頭痛が1～2日前に起こるケースが約50％というデータもあり，やはり，突然発症する今までに経験したことのない激しく強い頭痛では，CT検査さらに腰椎穿刺 (ルンバール) にて髄液中の出血を確認することがゴールドスタンダードといえます．開頭血腫除去術や未破裂脳動脈瘤のクリッピングやカテーテルによるコイリングで救命できる場合も多いようです[4,5,12]．

 パーキンソン病 (Parkinson's disease) …結果的にドパミンが脳内で不足に[20~24]

1 — パーキンソン病の概念～最新の捉え方をはじめに

パーキンソン病は中脳黒質緻密部から線条体へ投射されるドパミン作動性ニューロンの変性・脱落による，特徴的な運動症状を呈する神経変性疾患です．そして，最新の話題として病理学的には変性した黒質緻密部には，今，話題のレビー小体型認知症で有名なレビー小体という神経細胞内封入体が

認められます．その中身はα-シヌクレイン（αS）という蛋白で構成されています．現在でもこのα-シヌクレインは変性の結果としてたまったものなのか，プリオンのように異常蛋白が細胞間へ伝播して周囲へ病変を拡大させるのかで，論争が活発です．

2 ― パーキンソン病の症状は運動症状の他に，非運動症状もある

・運動症状：筋強剛，寡動もしくは無動，振戦，姿勢反射障害，歩行障害
・非運動症状：睡眠覚醒障害，うつ症状，認知症，疲労，排尿障害，衝動調整障害，幻覚

つまり，非運動症状とはドパミン受容体が黒質緻密部の中枢以外にも幅広く存在するために生じるものです．

3 ― ジスキネジア（dyskinesia：不随意運動）は治療薬レボドパの副作用と理解する

ドパミンそのものは脳血液関門を通過できないのでレボドパという前駆物質を経口投与します．

レボドパはフェニルアラニンから作られるチロシンから生体内で合成されるもので，ビタミン欠乏症と違って，単に投与すれば元通りになるわけではありません．ドパミンの類似物質であるレボドパを補っても生理的な合成経路のように自由自在には濃度は調整できず，相対的過剰になる時間帯ではジスキネジアという不随意運動が出現します．特に，オーラルジスキネジアとして口腔領域に生じれば，歯科治療が困難になります．

そのほかに，治療期間が長くなると次の現象が出てきます．

・wearing-off 現象：次第に薬理効果の持続時間が短くなっていく
・on-off 現象：急にスイッチをオンオフしたように症状が変化する
・delayed-on 現象：効果発現まで時間を要するようになる
・non-on 現象：服用しても効果が出なくなる

4　神経疾患〜結局歯科医師は何を知っていればよいのか？

1 ― 脳血管障害

①脳血管障害の既往歴では，虚血性か出血性か合併かを確認する
②抗凝固療法や抗血小板療法の確認
③高次脳機能障害があれば，家族にも治療説明を行い同意を得る
④球麻痺症状で嚥下障害があれば，嚥下リハビリテーションも計画する
⑤結局は血管の病気だから，血圧，コレステロール，血糖値のコントロールが重要

2 ― 頭痛

①歯痛が改善してもひどい頭痛が残れば，片頭痛の特徴があるか聞いてみる
②片頭痛が否定的ならば，大部分が筋緊張性頭痛
③初発の持続性の雷鳴頭痛ではクモ膜下出血を見逃さないように，神経内科や脳外科へ紹介

3 ── パーキンソン病

①本人・家族の状況を確認して，ジスキネジアの起きる時間帯をできるだけ避けて歯科治療する
②精神症状を伴っている可能性があれば，治療の説明や契約は家族にも説明
③歯科治療で長期にわたり通院している患者さんの進行性の動作や歩行の速度の低下がみられ，日常生活動作に時間を要したり，無表情な顔つきなどが著明になっていくようなら，パーキンソン病を疑って神経内科へ紹介してみる

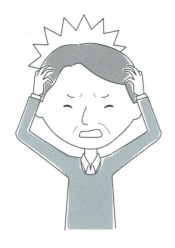
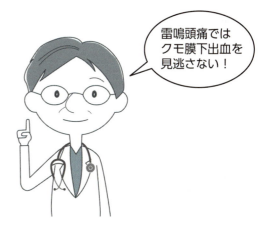

2章 知っておきたい医科疾患の疾患概念と標準治療

5. 呼吸器疾患
respiratory diseases

1 肺炎（pneumonia）～口腔ケアで予防を！[1〜8]

　超高齢社会の今日では，感染症としての肺炎は日常的によく耳にするうえに，誤嚥性肺炎と歯科疾患の関連性も注目されていますので，頻度の高いものをまとめてみました．

　誤嚥により口腔内細菌が肺胞へ到達したり，かぜ症候群などの上気道炎の感染が下気道へ拡大して気管支炎となり，さらに肺胞にまで感染が拡大すると肺炎になります．

　通常は誤嚥をするとすぐにムセてしまいますので誤嚥したことに気づくのですが，睡眠中は健常者であっても約45％は気づかない誤嚥，すなわち不顕性誤嚥が起きます．誤嚥が少量であるならば肺炎にはなりません．加齢により不顕性誤嚥の発症率と誤嚥の量は増加し，大脳基底核での脳梗塞があるとさらに誤嚥のリスクは上昇します．口腔ケアを効果的に行えば，口腔衛生状態を保つだけでなく，サブスタンスPを介した嚥下機能を改善させるため，誤嚥性肺炎のリスクは下げられます．

　歯科外来診療で関係ある肺炎は，市中肺炎（community-acquired pneumonia：CAP）ですが，その原因菌やウイルスは約40％しか判明していません．抗菌薬のない時代には，肺炎のなんと95％において肺炎球菌が起因菌でしたが，抗菌薬による耐性菌の登場や高齢化などで激変してしまいました．起因菌は国や地域特性に大きく左右されて，米国では肺炎球菌が5％ですが，英国では17％，スウェーデンでは38％，アジアでは12％とかなり異なります．

　アジアに位置するわが国では，肺炎球菌と同じぐらいマイコプラズマや肺炎クラミジアが多く，最近ではインフルエンザやライノウイルスによる肺炎が増加している印象があります．もちろん，高齢者がインフルエンザ罹患後に気道粘膜に肺炎球菌を吸着しやすくなることで起きやすくなるインフルエンザ後の肺炎球菌肺炎は，今でも死亡の原因となりやすい肺炎です．いずれにしても，喀痰培養と血液培養や尿中迅速抗原テスト（肺炎球菌，レジオネラ）などで起因菌が判明するのは50％未満です．実際は混合感染が多く，ウイルス性肺炎が増加傾向となっています．

　内科一般外来において急性咳嗽の5％は肺炎が原因といわれています．急性発熱と咳嗽で受診した患者さんが鼻水や咽頭痛を伴う段階では急性上気道炎の可能性が高いのですが，さらに増悪して胸痛や呼吸困難を呈すれば積極的に肺炎を疑います．特に高齢者では悪寒戦慄，寝汗，食欲低下を伴う場合も多く，入院の適応となる場合も増加します．日本呼吸器学会のA-DROP（図1）[7]などで入院の検討をします．

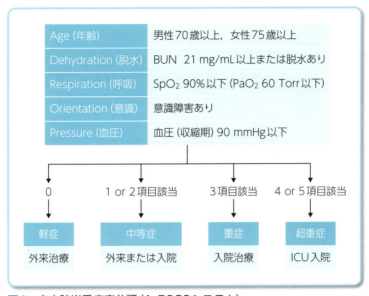

図1　市中肺炎重症度分類（A-DROPシステム）
（日本呼吸器学会．医療・介護関連肺炎診療ガイドライン．2011，9頁．より）[7]

　治療に関してはガイドラインがありますが，高齢者の肺炎では受診後の抗菌薬の投与開始を6時間以内にしないと死亡率が増加してしまいます．起因菌不明でも，ウイルス性肺炎が疑わしくても，混合感染を含めて投与が必要です．外来では，CAM（クラリスロマイシン）かDOXY（ドキシサイクリン）が基本ですが，合併症（COPD，糖尿病，腎不全，心不全など）がある場合や過去3カ月以内に抗菌薬投与（歯科治療時を含む）がある場合は耐性がついているので，LVFX（レボフロキサシン）やMFLX（モキシフロキサシン）などのキノロン単剤か，CAM/AZM（アジスロマイシン）＋C/A（アモキシシリン/クラブラン酸）にラックアップが必要です．入院では，キノロン点滴または，CAM/A2M＋CTRX（セフトリアキソン）点滴などが基本となります．地域や病院により流行菌やウイルスの分布が異なり，内科医としては，抗菌薬の選択には院内サーベイランスや地域保健センターの定点観測の結果を元にしたアンチバイオグラム（その地域の抗菌薬の効き目を元にした候補一覧）を常に気にかけています．

2　気管支喘息（bronchial asthma）…喘息は治らない？[9～16]

　気管支喘息とは，基本的には気道粘膜のIgEを介した即時型反応をメカニズムとする好酸球性の慢性炎症です．気管支喘息と呼吸苦は気道粘膜の過敏性が亢進して気管支平滑筋が収縮することと，気道粘膜がアレルギー性炎症で浮腫となり，気道が狭窄して発症します．喘息の気道狭窄の特徴は，日中より夕方から夜間～早朝に増悪する日内変動と，気温の変化や気圧の低下，アレルゲンやほこりの吸入曝露により増悪し，原因物質の回避で寛解することです．臨床症状としては繰り返す咳嗽，喘鳴，呼吸困難や息切れを特徴とします．

　気管支喘息を大きく分けると，小児期に発生することが多く，ハウスダスト，ダニ，イヌやネコの

フケなどのアレルゲンが確定しているアトピー型喘息（50%）と，多くは40歳以上で発症するアレルゲン不明の非アトピー性喘息（50%）に分けられます．小児喘息タイプのアトピー性喘息の方は軽症が多く，約70%は小児期に寛解（落ち着いて症状がないこと）しますが，季節の変わり目の春秋に症状が増悪します．一方，非アトピー性喘息は治療を中断すると増悪して気管リモデリング（気管が変形して狭窄が改善しない状態）しやすく重症化し，冬季の感冒を機に増悪します．

ここで覚えておきたいのは，喘息は体質なので寛解しても基本的には治癒せず，上気道感染症を機に再燃しやすいことと，遺伝する傾向がみられるので，家族歴聴取を必ず行うことです．さらに，大気汚染の影響で気管支喘息の患者数は全世界的に増加傾向で，本人が気づいていない軽症喘息（隠れ喘息）も含めると，なんと日本人の10人に1人が気管支喘息に罹患しています．気管リモデリングをおこすと喘息発作を繰り返して死亡する例もあり，わが国でも毎年1,700人程度が喘息死しています．

最近，咳喘息という気管支喘息の前段階の病態が注目されています．かぜやインフルエンザなどに罹患後に気道粘膜に過敏性が残り，夜間になると空咳が止まらなくなることを特徴とします．好酸球性の気道粘膜の炎症で，未治療で咳を1〜3カ月放置すると30%が気管支喘息に移行してしまいますので，放置せずに内科受診を勧めてください．

1 ― 気管支喘息の標準治療

ICS（吸入ステロイド）/LABA（長時間作用性気管支拡張薬）の合剤吸入薬＋LTRA（ロイコトリエン受容体拮抗薬）という抗アレルギー薬内服が車の両輪です．この普段使う「ICS/LABA」の合剤吸入薬をコントローラーといいます．その他に，発作時に吸入するSABA（短時間作用性気管支拡張薬）の吸入スプレーをレリーバーといい，患者さんにはいつも持ち歩いていただきます．気管支喘息の発作を月に1回以上起こしている患者さんの歯科治療時には，レリーバーを持参していることを確認してから診療を開始してください．当たり前ですが，喫煙者は禁煙が基本です．

2 ― NSAIDs過敏喘息（アスピリン喘息）：AERDとも呼ばれる

気管支喘息というと，なんとなくロキソニンなどのNSAIDsは禁忌というイメージを持っている人も多いようです．しかし，気管支喘息のすべての患者に対してNSAIDsが禁忌なのではなく，アスピリン不耐症（aspirin-exacerbated respiratory disease：AERD）というNSAIDsに対する非アレルギー性過敏体質（不耐症）を持つ者に対して禁忌なのであり，気管支喘息とアスピリン不耐症は分けて考えることができます．少しややこしいのは，小麦不耐症のようにアレルギー機序は介しませんが，発作時の症状が呼吸苦と喘鳴であり気管支喘息の発作と似ており，さらに気管支喘息患者の5人に1人（20%）がNSAIDs過敏喘息を併発しているため，混同されることが多いようです．NSAIDs過敏喘息は成人発症する場合が多く，男性より女性の患者が多く，ほとんどの症例で鼻茸（鼻ポリープ）を合併し嗅覚低下をきたしていることがあるのが特徴です．

ここで特に注意しなければいけないのは，発作時の急性期治療において，NSAIDs過敏喘息患者へは通常のステロイド（コハク酸エステルステロイド）の点滴が禁忌で，誤って点滴をすると逆にアナフィラキシーを誘発する場合もあることです．NSAIDs以外にも，コハク酸エステルや食用黄色4号，安息香酸ナトリウム，パラベンなどの添加物にも交差反応がみられます．内服のステロイドはエ

ステル構造をとらないため安全に使え，第一選択になります．鎮痛薬は他のNSAIDsも93〜100％は交差反応があるので禁忌ですが，アセトアミノフェンは交差反応が6.3％で比較的安全に使えます．もしくは選択的COX_2阻害薬（セレコックス）も安全性が高いとされています[15,17〜20]．

3 肺気腫（chronic obstacle pulmonary disease：COPD）

　タバコを主とする有害物質の長期吸入による気道の慢性炎症性疾患で，日本人の有病率は40歳以上では人口の8.6％で530万人になります．1日20本以上の喫煙ではほぼ必発になります．肺胞が慢性炎症で伸びきった風船のようになり，肺が過膨張し，やがてスカスカになってしまえば，有効な治療は症状を緩和する対症療法が中心となり，著しいADL低下をきたします．肺が過膨張するとやがて胸郭が樽状変形してしまい，呼吸はいつも吸気のままのような浅い呼吸になり，息が吐きづらくなり，口すぼめ呼吸をしないとすぐ息切れして歩けなくなります．さらに，タバコの影響で慢性気管支炎を起こしてたくさんの汚い痰が出ます．そして，肺気腫患者の3人に1人は気管支喘息を合併していて，いわゆる肺気腫合併気管支喘息（asthma-COPD overlap syndrome：ACOS）となっています．

　肺気腫の治療の基本はまず禁煙，息切れなどの症状緩和に抗コリン薬（LAMA）の吸入とLABAの吸入です．最近はICS/LABA合剤吸入薬も有効とされ，緑内障や前立腺肥大で抗コリン薬が使えないケースで威力を発揮しています[14,21〜23]．

4 肺癌（lung cancer）[24,25]

　肺癌は，年間7万人が罹患し，死亡者は年間6万人で，現在日本の癌死亡でトップです．

　歯科治療中の患者さんでも肺癌が発見されるケースや，すでに肺癌治療中や治療後の患者さんの数も多くなり，歯科医師としても基本的な知識と治療法を把握しておく必要があります．

　治療法については，早期発見例では胸腔鏡手術で切除可能な場合が多く，化学療法が中心の小細胞癌でさえ5年生存率は上昇しています．高齢，男性，喫煙がリスクとなりますが，女性でも増加していて，アスベスト暴露歴も重要です．

　肺癌はその組織型によって，非小細胞癌と小細胞癌に分類されます．さらに非小細胞癌は，扁平上皮癌（肺門部が多い），腺癌（肺がんで最多，肺野型）と大細胞癌に分かれます．小細胞癌は喫煙と関連が大きいうえに増殖転移が早く，手術が可能な早期に発見されるケースは少なく，治療は化学療法が中心になり，必要に応じて放射線療法も併用します．非小細胞がんの治療は手術療法が中心ですが，病期によっては術後に化学療法や放射線療法も併用します．

　では，歯科医師としては何をすればいいのでしょうか？　化学療法後の免疫低下による肺炎を予防するための口腔ケアの徹底と，歯科観血処置での感染予防は当然ですが，すべての肺癌の原因となる喫煙を中止させることがわれわれ歯科医師の最も重要な使命と考えます．ニコチン依存症は肺癌という致死的な疾患の根本的な原因の1つです．そして禁煙外来は内科で実施していますが，患者数に対応できる担当医師が十分とはいえないのが現状です．

　肺癌の90％が受動喫煙を含めた喫煙が原因とされています．動脈硬化による心血管病変を含めると生涯喫煙者の平均寿命は10年短いとされます．20歳から喫煙を開始した場合，30歳，40歳，50

歳，60歳で禁煙できるとそれぞれ，0年，1年，4年，7年の寿命短縮で済みます．歯周病の治療の一環としても禁煙が重要です．歯科医師たるもの，禁煙の推進を率先したいものです．

5 呼吸器疾患…結局，歯科医師は何を知っていればいいのか？

① 高齢者の肺炎では入院の適応になりやすいので，在宅歯科治療においても早めに内科受診を勧める
② 気管支喘息は，基本的に気道粘膜のIgEを介した好酸球性の慢性炎症で，夕方から夜間や明け方に増悪する咳や喘鳴を特徴とする
③ アスピリン喘息は，正確にいえばアスピリン不耐症（AERD）のことで，アレルギーの機序は介さないため喘息ではないが，気管支喘息患者の20％が合併している．したがって，アレルギー歴がハッキリしない場合は通常はNSAIDsは使用しないで，アセトアミノフェンや選択的COX_2阻害薬を処方する
④ アスピリン不耐症の患者に対しては，救急薬剤セットに常備されていることの多いコハク酸エステル型ステロイド（サクシゾン®，ソル・コーテフ®，ソル・メドロール®，水溶性プレドニン®など）の点滴は禁忌であり，発作時のステロイド投与はプレドニゾロン錠剤の経口投与が基本である
⑤ COPDと肺癌の原因となる喫煙の中止を促すのは，歯科医師の重要な使命と心得る

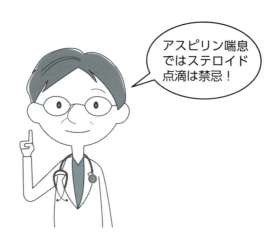

2章 知っておきたい医科疾患の疾患概念と標準治療

6. 腎泌尿器疾患
kidney and urinary diseases

1 尿路感染症（urinary tract infection：UTI）[1,2]

　尿路感染症は風邪や気管支炎などの呼吸器感染症の次に日常で頻度が高い感染症です．大雑把にいうと，細菌感染が膀胱止まりの膀胱炎と，細菌感染が腎臓まで達してしまった腎盂腎炎に分けられます．もちろん，膀胱炎を放置して腎臓まで細菌感染が進行した腎盂腎炎の方が重症であることはいうまでもありません．反復しやすい膀胱炎は，尿道口の位置が肛門から近い女性の方が圧倒的に多い感染症です．排尿時痛，頻尿，残尿感に肉眼的血尿などが膀胱炎の典型的な症状ですが，細菌が腎臓まで達すると，腰背部痛や発熱などの全身症状を伴います．腰背部痛は問診の他に，肋骨脊柱角（CVA＝cost vertebral angle）の叩打痛，すなわちCVA tendernessを調べることでわかります．また，膀胱炎では通常は発熱しないことも大切な鑑別点です．

　そして，起因菌は，何と言っても圧倒的に多いのが，大腸菌（*Escherichia coli*）などの腸内細菌が80％以上を占め，その他プロテウス（*Proteus mirabilis*）や肺炎クレブシエラ（*Klebsiella pneumonia*）などがあります．

　治療法として，原則的には抗菌薬投与で，ST合剤（スルファメトキサゾール・トリメトプリム）であるバクタ®2錠分2を3日間もしくはニューキノロン系のレボフロキサシン500mg　1錠　分1を3日間投与するのが基本です．また，症状が改善すれば，尿に細菌や白血球が検出されても治療は終了と判断されます．もともと尿は，無菌ではないものですから，あくまでも症状が判断のベースとなります．男性でも発症しますが，その場合は膀胱尿管移行部の先天的合流異常や前立腺肥大などで尿道カテーテルを留置していることが多く，膀胱炎よりは急性前立腺炎の方が多く，その場合の抗菌薬投与は14日間以上と長期に及ぶ点は注意が必要です．

2 腎臓の機能は尿を造るだけではない

　腎臓の機能のおさらいをしておきましょう．腎臓はもちろん，①尿を生成する臓器ですが，そのほかにも，②赤血球造血ホルモンのエリスロポエチンを産生分泌，③昇圧ホルモンのレニンの産生分泌，④ビタミンDを活性化，⑤糖新生，と少なくなくとも5つの働きがあります．順番に概要をまとめていきます．

1 ── 尿の生成

　尿の合成の目的は，体内の水分量の調節および酸塩基平衡を含む電解質バランスの維持と，食事から吸収した栄養素由来の老廃物や体内の老廃物の排泄です．体液は男性で体重の60％，女性で50％ですが，その2/3は細胞内液で残りの1/3が細胞外液です．さらにその細胞外液の3/4は間質液で残りの1/4（全体液の1/12＝8％）が血漿で，この8％のわずかな範囲で全体液のコントロールを腎臓が行っています．そして，その体液量の調節はNaを介して行われています．Naは細部膜のNa-Kポンプの働きでくみ上げられて，そのほとんどが細胞外液に存在しています．逆に細胞内の浸透圧物質はほとんどがKとなっています．つまり，このバランスを保つように体内の水分（細胞外液）の移動をNaが規定しています．腎機能が正常な人が塩分を気にせず食塩を摂取しても体がむくまないのは，10gの食塩を摂取した場合は，10gの食塩に含まれるNa 170mEq（食塩1gにNaは17mEq含有）を莫大なエネルギーを消費しながら能動輸送し，尿中へ排泄しているからです．

　つまり，腎機能低下時に減塩が大切なのは，単純に腎臓の負担を減らすためです．体液のpHは弱アルカリ性の7.4に保たれています．骨格を支える骨や，歯科の専門領域の歯はハイドロキシアパタイトといわれる，カルシウムのリン酸塩です．Caはアルカリ土類金属ですからアルカリ性の溶液には溶けにくく，また，体液が弱アルカリ性ということは骨や歯の硬度を保ちかつ安定したCaの貯蔵庫とするのには好都合なわけです．われわれが食事からとる三大栄養素は，炭水化物，脂質，蛋白質ですが，炭水化物と脂質を構成する元素はCHOだけで，消化吸収して代謝という燃焼を介してエネルギーを産生したあとは，すべてH_2OとCO_2に分解されます．二酸化炭素は揮発酸で，呼吸によって肺から排泄されます．それに対して蛋白質にはCHOの他に，PNSなどが含まれており，代謝されると水と二酸化炭素以外にリン酸や硝酸，硫酸が産生されてしまいます．これらの酸は不揮発酸といわれ，腎臓で尿としてしか排泄できません．このように尿による排泄で体液量の調節と体液の酸塩基平衡の調節を行います．

2 ── 赤血球造血ホルモン（エリスロポエチン）の産生分泌

　腎臓で産生されて血中に分泌されるエリスロポエチンというホルモンが骨髄を刺激し続けることで，造血幹細胞から赤血球が造られています．普段は，気づかれない縁の下の力持ちというべきホルモンですが，腎機能が低下するにつれて分泌能が低下していき，腎性貧血という正球性低色素性貧血になります．Hbが10mg/dL以下になると酸素の供給不足で腎機能の低下に拍車がかかるため，人工エリスロポエチン（ESA）の皮下注射が必要になります．

3 ── 昇圧ホルモンのレニンの産生分泌

　レニン・アンジオテンシン・アルドステロン系の血圧維持システムは，本来は血圧が下がらないようにするための昇圧システムですが，現代人の想定外の食塩摂取量（1日10g以上）のため暴走し，高血圧の原因として活躍（？）しています．このシステムの第一段階では肝臓で合成されたアンジオテンシノーゲンをアンジオテンシンⅠに変換しますが，レニンという腎臓で合成分泌されるホルモンが酵素として必要です．慢性腎臓病の進行に伴い糸球体が破壊されて減少し，腎機能が低下・廃絶しても，腎血流は豊富なためホルモン分泌機能は最後まで維持されることが多く，エリスロポエチンとは

原疾患	蛋白尿区分		A1	A2	A3
糖尿病	尿アルブミン定量 (mg/日) 尿アルブミン/Cr比 (mg/gCr)		正常 30未満	微量アルブミン尿 30〜299	顕性アルブミン尿 300以上
高血圧 腎炎 多発性囊胞腎 移植腎 不明 その他	蛋白定量 (g/日) 尿蛋白/Cr比 (g/gCr)		正常 0.15未満	軽度蛋白尿 0.15〜0.49	高度蛋白尿 0.50以上
GFR区分 (mL/分/ 1.73 m^2)	G1	正常または高値 ≧90			
	G2	正常または軽度低下 60〜89			
	G3a	軽度〜中等度低下 45〜59			
	G3b	中等度〜高度低下 30〜44			
	G4	高度低下 15〜29			
	G5	末期腎不全 (ESKD) <15			

重症度は原疾患・GFR区分・蛋白尿区分を合わせたステージにより評価する．CKDの重症度は死亡，末期腎不全，心血管死亡発症のリスクを■のステージを基準に，■，■，■の順にステージが上昇するほどリスクは上昇する．

図1 CKDの重症度分類
(日本腎臓学会編．エビデンスに基づくCKD診療ガイドライン2018．2018．東京医学社．9頁．より)[5]

対照的にレニン分泌は保たれ，酸化ストレスによりむしろ増加して血圧上昇を引き起こし，糸球体のさらなる破壊が進行します．

4 — ビタミンD_3を活性化

ビタミンD_3は7-デヒドロコレステロール($C_{27}H_{44}O$)が皮膚からの紫外線により変化して合成されますが，肝臓で25位が水酸化され，さらに腎臓で1-α位が水酸化されて，活性化ビタミンD_3となってから作用してCaの腸管からの吸収を促進させます．腎機能低下によりビタミンD_3の活性化が低下して，活性型ビタミンD_3の不足が生じます．

5 — 糖新生

血糖の維持システムとして，肝臓での糖新生は肝臓に貯蔵しているグリコーゲンを分解してグル

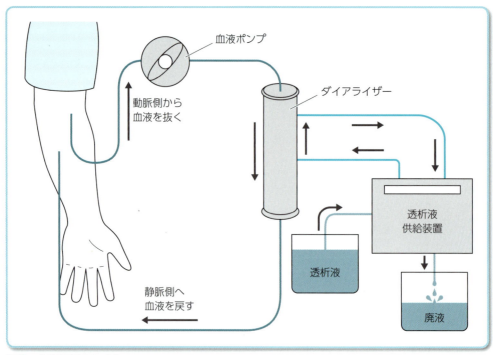

図2 血液透析のしくみ

コースを合成する反応で，最も広く知られています．しかし完全に飢餓状態の場合に肝臓に蓄えられているグリコーゲンはわずか8時間分しかありません．糖新生は実は腎臓でも行われていて，全体の10〜20％は腎臓でグルタミン酸から糖新生されて，血糖を維持しています．腎機能低下に伴い腎臓での糖新生のバックアップも低下していくので，糖尿病で腎機能が低下廃絶していくと，高血糖から急激に低血糖になってしまうこともあり，透析の患者さんでは，血糖の変動が著しいので注意が必要です（糖尿病の項目も参照）[3]．

3 慢性腎臓病（chronic kidney disease：CKD）とは？

　腎機能の慢性的低下を慢性腎不全と呼んでいましたが，2002年から慢性腎臓病（CKD）という新しい名前で呼ぶようになりました．CKDは主にeGFR（推定糸球体濾過量）を用いてその重症度を測ります．eGFRとは，1分間あたり何mLの血液をきれいにすることができるかを表す単位で，正常値はeGFR 100 mL/分/1.73 m^2（1.73 m^{2}は体表面積で補正するという意味）です．このeGFRが60 mL/分/1.73 m^{2}未満または蛋白尿0.15 g/gCr以上を認める場合を，CKDと定義します．重症度は，eGFRの区分と蛋白尿の区分で図1[5]のようにステージ分類されて，右下ほど重症度が高く，G5は血液透析の必要があります．腎機能低下は糸球体の破壊による糸球体数の減少によるもので，破壊された糸球体は再生しません．根治療法としては腎移植以外になく，高血圧の厳格なコントロールと腎臓の負担を減らすための減塩と低蛋白食療法で対応するしかありません．一方で，エネルギー不足は筋肉や脂肪組織の異化（これらを分解してエネルギーを得る）亢進をきたし，尿毒症が進行するため，十分な

エネルギーを炭水化物と脂肪で摂取しなくてはいけません．腎不全食が甘くて脂っこいのはこのためです．

4 血液透析（hemodialysis：HD）と歯科治療

　透析の患者数は約325,000人で，日本人386人に1人が血液透析を受けていることになりますが，当然ほとんどが成人のため，成人では約300人に1人が血液透析を受けていることになります[6]．この数字は1つの歯科医院あたりに10人前後の血液透析患者がいることになります．透析の原因となる疾患は糖尿病が最も多く，次に高血圧が原因の腎硬化症です．腎機能がほぼ廃絶すると，生命維持のために尿毒素や水分の管理，電解質の管理を行う必要があり3〜4時間の血液透析を週に3回受けることになります（図2）．1分間に200〜300mLの血液を持続的に体外循環させて，血液浄化を行うため，大量の血液を持続的に取り出すために，腕の動脈に皮静脈を接続する血液シャントというブラッドアクセス（脱血のための留置針を穿刺する部位）を造設する必要があります．そのために血液シャント造設術という手術を事前に行います．さらに，透析中は回路内での血液凝固を防ぐために，ヘパリンの持続投与（全身ヘパリン化）を透析ごとに行います．ヘパリンの半減期は約90分ですが，透析日は止血が困難なため抜歯などの観血処置は避けることが必要です．透析日は月水金か火木土の午前か午後が一般的ですが，抜歯日は透析日の翌日の午前中が最適で，止血が困難な場合は透析日を1日延期してもらうことも可能です．また，さらに半減期の短い低分子ヘパリンへの変更も検討してもらいます．歯科で投与する抗生剤で腎排泄型のものは減量が必要です．

　最もよく使うセフェム系やペニシリン系で1日3回内服するものは2回に減量（2/3に減量）します．マクロライド系では，減量が必要なものクラリスロマイシン1日1回（1/2）やアジスロマイシンのように減量が要らないものとがあります．クラビッドは初回は通常の500mg　1回1錠で以後48時間ごとに250mg　1錠　1回に大幅減量が必要です．消炎鎮痛薬は頓用では減量する必要はありませんが，保存期腎不全（透析はしていないが，食事療法が必要なG3以上）ではNSAIDsの連用は腎血流低下をきたすため原則禁忌ですから，アセトアミノフェンの処方が考慮されます．

5 腎泌尿器疾患〜結局，歯科医師はなにをすればいいのか？

①膀胱炎の場合，それだけでは発熱はしない．女性は繰り返しやすいことを理解しておく
②腎機能のポイントは尿の合成により水分調節と酸塩基平衡を調節することであり，造血ホルモン産生が低下すれば腎性貧血になっていることも多い
③腎臓でも糖新生が行われているが，糖尿病の透析患者では腎機能廃絶のため低血糖発作を起こしやすいことを忘れない
④透析患者の抜歯などの観血処置は透析日の翌日に行い，腎排泄型の抗菌薬は減量する
⑤術後止血が心配な場合は半減期の短い低分子ヘパリンへの変更を検討してもらう
⑥慢性腎臓病の患者，特に保存期腎不全（透析にならないために食事療法をしている状態）ではNSAIDsの連用は避けて，アセトアミノフェンを積極的に使う

2章 知っておきたい医科疾患の疾患概念と標準治療

7. 消化器疾患
gastroenterological and hepatic diseases

1 消化器の全体像

　消化器は大きく分けて，いわゆる管腔臓器としての消化管と，分泌と代謝を専業にする肝胆膵で構成されています．そして，管腔臓器は歯科医師が専門とする口腔から食物の嚥下が始まって，咽頭喉頭を通り，食道を経て胃，そして十二指腸を通り，小腸で主に消化吸収のプロセスが進行します．さらに大腸，直腸を通って肛門から便となって排泄されるまでの過程を含みます．

　また，消化管は食道から十二指腸のトライツ靱帯（十二指腸を後腹壁に固定している）までを上部消化管，それ以降を下部消化管として分けられています．貧血の原因として消化管出血を疑う場合，上部消化管出血では血便は凝血してタール便となり，下部消化管出血では下血（鮮血）が多いことを考えれば合理的な分け方と理解できます．そして，消化管粘膜の組織は，口腔粘膜と食道は重層扁平上皮ですが，胃から小腸さらに大腸のS状結腸までは吸収と分泌に適した単層円柱上皮で，肛門管を構成する直腸は再び重層扁平上皮となっています．消化管粘膜は口腔や肛門など外界と通じている部位は刺激に強い重層扁平上皮で覆われ，消化吸収や分泌に特化している胃から大腸までは単層円柱上皮で覆われているのはきわめて合目的的といえます（図1）．

　上部消化管内視鏡検査（胃カメラ）や下部消化管内視鏡検査（大腸カメラ）は人間ドックの普及に伴い日常化しており，現在ではYouTubeなどでもその所見を見ることができますので，ぜひ見ていただきたいと思います．消化管粘膜は口腔粘膜との共通点も多く，私たち歯科医師がまさに消化管の入り口である口腔のスペシャリストであることの意義とプライドを再認識することができます．

　ここでは，押さえておくべき代表的な疾患についてまとめます．

2 上部消化管疾患（upper gastrointestinal diseases）

1 — 胃食道逆流症（gastroesophageal reflux disorder：GERD）[1〜4]

　胃内容物の食道への逆流により，逆流性食道炎や胸やけを主症状とした健康障害を呈します．逆流する内容物は胃酸が主体ですが，最近は若年者でも食道裂孔ヘルニア（胃の上部が横隔膜裂孔から食道側へ脱出）が多く，夜遅く夕食をとり，胃酸分泌の盛んな食後3時間以内に寝ると，逆流の症状が

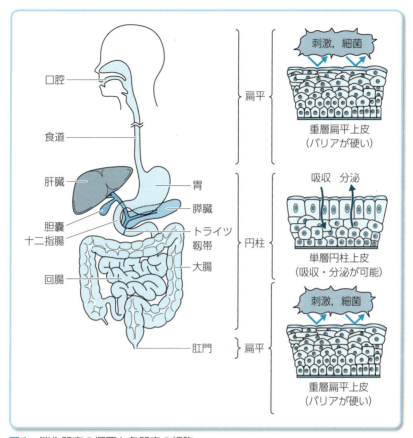

図1 消化器官の概要と各器官の細胞

強くなります．放置すると，胸部不快感の他に慢性咳嗽の原因になることも多く，気管支喘息がある場合は要注意です．さらに長期間放置すると，重層扁平上皮である食道粘膜が粘膜障害再生過程で円柱上皮に置き換わる，バレット食道という状態になることがあります．バレット食道は食道腺がんの発生母地となり得るため経過観察が必要となります．治療としてはPPIやP-CABを主体とした酸分泌抑制剤や生活習慣の改善が必要です．

2 ─ 消化性潰瘍（胃十二指腸潰瘍，gastroduodental ulcer：GU）[5〜8]

　胃酸はpHが1の強力な酸で，食べ物や喀痰などの嚥下したものを殺菌しています．本来，胃・十二指腸では防御因子として粘液やPGI（プロスタグランジンI）が分泌されて自己消化はされません．しかし，ストレスや食事の内容，NSAIDsなどの薬剤が原因で防御因子が低下すると自己消化が起こり，胃・十二指腸壁の粘膜筋板に達する組織欠損が生じ，胃潰瘍や十二指腸潰瘍となります．病因として*Helicobacter pylori*感染やNSAIDsの連用などが重要視されます．放置すると，消化管出血による貧血の原因となるだけでなく，重症例では消化管穿孔をきたし，止血のため開腹手術が必要なこともあります．治療には，PPIやP-CABなどの強力な酸抑制薬の内服と禁煙や禁酒，カフェイン制限を含む食事療法，精神的・肉体的ストレスからの解放が重要です．再発予防には*H.pylori*の除菌療法が勧められています．

3 ― 萎縮性胃炎 (atrophic gastritis)

　長期間にわたり胃粘膜がびらんと再生を繰り返して，胃粘膜の萎縮をきたした慢性胃炎のことで，H. pyloriの感染が大部分の原因です．胸やけや胃もたれなどの症状の有無で治療の適応を決めます．また，萎縮性胃炎の所見を内視鏡で認め，かつH. pyloriの感染を認めた場合は胃癌の発生リスクが健常者の10倍になるので，除菌療法の適応となります．PPIとペニシリン系とマクロライド系抗菌薬を1週間ほど内服します．除菌により発癌のリスクは1/3に軽減できます．

4 ― 機能性ディスペプシア (functional dyspepsia：FD)

　機能性消化管障害とは，消化器症状を訴えても上下内視鏡検査で器質的異常を認めない病態の総称です．上部消化管では胃もたれや心窩部痛などの胃十二指腸の症状を呈するものが機能性ディスペプシアであり，また，下部消化管においては下痢や便秘，腹痛などの大腸小腸の症状を呈するものが過敏性腸症候群(IBS，後述)です．病態は，消化管運動機能異常，消化管知覚過敏や精神的要因などが考えられていますが，原因が特定されていません．軽症な病態も含めると人口の約15％もの人に認められ，やや女性に多いのも特徴です．生活習慣やアルコール・喫煙の制限でも改善しない場合は，モサプリドやアコチアミド塩酸塩水和物などの消化管運動賦活薬の適応となります．

3 下部消化管疾患（intestinal and colon diseases）

1 ― 大腸ポリープと大腸癌 (colon polyps, colon cancer)[9〜12]

　大腸ポリープが癌化することはよく話題になっていますので，ポイントをまとめてみます．健診や人間ドックでは50歳以上の約25％に大腸ポリープを認めます．ポリープは小さくても徐々に大きくなり，1cmを超えると癌化するリスクは28％にもなりますので，内視鏡的ポリープ切除術（ポリペクトミー）の適応になります．5〜10mmはボーダーラインとなり，定期的な大腸カメラのフォローが必要です．また，大腸癌発症の1/3は遺伝的に規定されているため，家族歴も重要です．日本では罹患数は約10万人ですが，依然として増加傾向で，好発部位のS状結腸〜直腸が7割を占めます．便秘や便狭小化，血便や下血で発見されることが多く，また喫煙者での発症リスクは1.9倍と大腸癌の家族歴1.7倍よりも高いことも覚えておきましょう．最近のトピックスとしては，低用量アスピリンなどのNSAIDsの内服継続がポリープの癌化やポリープの発生のリスクをなんと0.6倍まで下げることがわかってきました．

2 ― 過敏性腸症候群 (irritable bowel syndrome：IBS)[3〜15]

　前述の機能性消化管障害が下部消化管で起きると，慢性，再発性の腹痛と便通異常を呈するIBSとなります．全人口の約10％の罹患率で，女性は男性の1.6倍も多くなります．1カ月に3日以上，腹痛が生じ，かつ①排便で軽快，②排便の頻度の変化を伴う，③便性状の変化を伴う，のうち2つ以上当てはまる（Rome Ⅲ基準）場合をIBSといいます．大きく分けて，便秘型，下痢型，混合型に分類されます．GERDやFDなどと合併することも多く，現代のストレス社会の影響も大きいと考えられ

ています．ストレスをためないことが大切ですが，整腸剤や高分子重合体（高分子ポリマー），消化管運動調整薬などの内服も併用します．

4 肝疾患（hepatic diseases）

1 — B型肝炎（hepatitis B）[16〜20]

　ウイルス性肝炎の治療法と予防法については，この5〜10年の内科領域で最も進歩した分野といえます．まさに，10年ひと昔ならぬ，5年ひと昔といった感があります．性感染症（sexually transmitted diseases：STD）としてのB型肝炎は，体液を介した感染の予防法が普及し，また，キャリアの母子垂直感染は抗HBワクチンとHBsヒト免疫グロブリン投与の徹底などがされて，患者数は激減しています．さらに，医療従事者だけでなく，小児期の抗HBワクチンの普及が期待されていましたが，2016年10月からHBV定期ワクチン事業が開始され，2016年4月生まれ以降の全出生児を対象に生後12カ月までに3回接種が義務化されました．

　肝機能低下を認める場合に，B型肝炎を疑う場合は，①HBs抗原，②抗HBs抗体，③抗HBc抗体，の三つの検査をします．もちろん，HBs抗原が陰性なら，急性B型肝炎は否定でき，かつ，感染力はないと断定できます．HBV（B型肝炎ウイルス）はヘパドナウイルス科のDNAウイルスで，現在A〜Hまでの遺伝子型があり，日本国内のB型キャリアは，遺伝子型C型（85％）か遺伝子型B型（12％）です．近年のB型急性肝炎の過半数が遺伝子型A型で，2000年から性感染症として国内で拡大しており，他のタイプに比べて慢性化率が10〜15％と高くなっています．B型慢性肝炎の治療は，従来からあるINFαのなかでも，Peg化（血中濃度維持されやすい）されたPeg-INF-2α aや核酸アナログ型（NA）逆転写酵素阻害薬でHBV複製過程を直接抑制する経口薬が主力で，HBs抗原消失を目指します．しかし，現行療法ではDNA断片が残存してしまうため，最近の問題は治癒後に移植医療や癌治療で免疫抑制・化学療法を施行した際にHBVが再活性化して劇症肝炎になり得ることです．治癒後も油断ができないので，やはり予防に勝るものはありません．医療従事者たるものは，B型肝炎ワクチンで抗体値を確保しておくのは当然です．

2 — C型肝炎（hepatitis C）[20〜24]

　1989年にC型肝炎ウイルス（HCV）が発見されて，以前は非A非B型肝炎といわれていた患者の多くがC型肝炎であることがわかりました．わが国のHCV感染者は約170万人で，減少傾向にあります．主に血液を介して感染するため，感染経路は1992年以前の輸血歴，血液製剤使用，臓器移植，消毒の不十分な医療処置，刺青，ピアス，薬物乱用による回し打ちが主で，母子垂直感染や性行為感染は少数です．HCV曝露後に2〜14週間の潜伏期間を経て，急性肝炎を発症する場合がありますが，ほとんどが自覚症状のない不顕性感染となります．感染成立後約30％は自然にHCVが排除されますが，約70％は持続感染を経て慢性肝炎へ移行します．さらにそのなかの約30％が20〜30年で肝硬変へ移行し，1年間に約7％の割合で肝細胞癌を発症します．C型肝炎の治療は，最近続々と低分子直接作用型抗ウイルス経口薬が開発されて，日本人の70％を占めるジェノタイプ（遺伝子型）1型というインターフェロンが奏効しにくいタイプのHCVでも，3〜6カ月程度の内服で90％以上はHCVの持

続陰性化（sustained virological response：SVR）を達成できます．検診でHCV抗体陽性が確認されたら，HCV RNA定量を測定して現在の状態を診断します．

最近わかったことは，SVR達成後も肝細胞のダメージが残っている慢性C型肝炎の患者において肝細胞癌の発症リスクは健常者とは同等といえず，やはり6倍以上と高率なため，6カ月ごとにエコーとCTを交互に行い，フォローが必要なことです．

3 ─ NASH（非アルコール性脂肪肝炎）と歯周病感染[25〜27]

非アルコール性脂肪肝疾患（nonalcoholic fatty liver disease：NAFLD）はメタボリックシンドロームの肝臓での表現型ともいえる，過食の結果の肝疾患です．肥満や糖尿病の増加に伴い有病率も増加し，日本では人口の14〜30％に及ぶ，2,000万人以上の患者がいると推定されています．過度の飲酒（純アルコール量：男性30g／日未満，女性20g／日未満）をしない患者に発症する脂肪肝の非アルコール性脂肪肝（nonalcoholic fatty liver：NAFL）の病態がさらに進行すると約10〜20％が非アルコール性脂肪肝炎（nonalcoholic steathepatitis：NASH）となり，その20％が約10年で肝硬変になり，肝細胞癌へ進行することもあります．NAFLDの概念とは，これら非アルコール性の肥満によるNAFLからNASHそして肝硬変から肝細胞癌までを包括したものです．NAFLからNASHの鑑別診断は肝生検が唯一の方法ですが，2,000万人以上いるNAFLD患者全員に侵襲的な肝生検はできないため，特殊なエコーによる肝硬度測定が代用されています．

最近わかったことは，このNASHには歯周病原菌菌の代表的菌であるPG（*Porphyromonas gingivalis*）菌が深く関わっていて，病態を悪化させていることです．NASHの患者の約70％が唾液中に遺伝子レベルでPG菌が検出されますが，歯周病治療でNASHが改善されたケースも多いことに着目して，神奈川歯科大学と横浜市立大学医学部肝胆膵消化器病学教室の共同研究が行われています．

5 消化器疾患…結局，歯科医師は何を知っていればいいのか？

①入口の口腔粘膜から食道粘膜までと出口の肛門管の粘膜は重層扁平上皮で覆われ，それ以外は単層円柱上皮で覆われている

②胃潰瘍や萎縮性胃炎は，*H.pylori*の感染が原因のことが多く，除菌療法で再発の予防と発癌リスクの低減ができる

③大腸内視鏡検査の普及により，1cm以上の大腸ポリープは癌化のリスクが28％以上と高率なため，ポリペクトミーの適応となる

④B型肝炎は，ワクチンで抗体を獲得しておけば100％予防できるので，医療従事者としては必ずワクチン接種を義務づける

⑤C型肝炎では，日本人に多いジェノタイプ1型にも経口抗ウイルス薬が続々と開発されて，持続陰性化（SVR）が90％以上で達成可能になったが，肝細胞癌の発生は依然高率なため，6カ月毎のフォローが必要

⑥ウイルス性肝炎は激減しているが，21世紀の肝疾患としてNASH（非アルコール性脂肪肝炎）がますます増加している．これは歯周病の治療で改善が期待できる

2章 知っておきたい医科疾患の疾患概念と標準治療

8. 血液疾患
hematologic diseases

1 貧血（anemia）Hb（ヘモグロビン）の低下と定義！[1〜3]

　赤血球の役割は，何といっても酸素の運搬です．人間の赤血球は成熟の過程で脱核して，核を持たないことは，みなさん覚えていますよね？　つまり，酸素運搬の担い手が自分で酸素を消費しては運搬効率が低下するので，赤血球は嫌気的解糖でエネルギーを維持していて，さらに2カ月ごとに作り替えられているのです．

　貧血とは，血液が薄くなり酸素の運搬効率が低下することで組織の酸素濃度が低下し，赤血球中の酸素と結合する部位であるヘモグロビン（Hb）が減少することと定義されています．貧血の定義が赤血球数の低下ではなく，ヘモグロビン値の低下なのは，異常形態の赤血球が増加する疾患（サラセミア，巨赤芽球性貧血など）では，比較的に赤血球数が保たれても，正常Hb低下により息切れやめまいなどの貧血の症状を呈するからです．

1 ― 鉄欠乏性貧血（iron deficiency anemia：IDA）を見逃さない

　貧血の原因は大きく分けて鉄欠乏やビタミンB_{12}欠乏などの材料不足による「赤血球造血の低下」か，出血や慢性炎症などによる「消費の亢進」に分けるとわかりやすいです．日常臨床で最も多いのが，月経や消化管出血で消費が亢進して起こる鉄欠乏性貧血です．ただし，超高齢社会においては，歯科医師としてはさまざまな慢性疾患に伴う貧血や，骨髄の老化現象ともいえる骨髄異形成症候群（MDS）などもあることを，頭の片隅に置いておくことも必要です[4]．口腔外科での抜歯前の採血で貧血を認めた場合には，RDW（赤血球分布幅）や白血球分画にも注目しておきます．

　鉄というヘモグロビンにおいて最も重要な材料が足りなくなり，赤血球の容積が小さくなってMCV（平均赤血球容積）が80以下になると，小球性低色素性貧血と呼ばれます．女性の月経過多，胃潰瘍や十二指腸潰瘍，内痔核による消化管出血が原因である場合が最も多いのですが，胃癌や大腸癌による場合も多く，検便で便潜血が陽性なら内視鏡検査を勧めます．

2 ― 鉄欠乏性貧血の治療

　鉄欠乏性貧血の治療の基本は，鉄剤の経口投与です．ただし，経口投与の吸収率は低く，10％前後といわれます．静注は副作用が多くあまり使われませんが，胃切除後は吸収障害のため適応となりま

す．Hb値が正常になっても，経口投与は通常じっくりと6カ月程度続けます．鉄は肝臓でフェリチンという物質になって貯蔵されますが，血清フェリチン100ng/mLになることが目安で，経口投与中止後もさらに6カ月はフォローします．中止後に再度貧血になり，再検査で消化器系の癌が見つかるケースもありますので，男性や閉経後女性の貧血では油断が禁物です．

2 出血と血小板（bleeding and platelet）[5,6]

　生体内の血液においては，止血・血栓形成作用としての血小板凝集および凝固系と，抗血栓作用としての線溶系のバランスが取られているため，血管内で固まらず，血管外に出血すると直ちに止血されます．血小板の正常値は15万〜45万/μLですが，人類の進化の過程で外傷や闘争に耐えられるよう，もともととかなりの余裕があり，5万/μL程度になったあたりで小手術での出血を気にすれば大丈夫です．ちなみに5万/μL以下では格闘技を避けることや，腰椎穿刺や脳外科手術においては術前に血小板輸血の適応を考慮しますが，中心静脈カテーテル挿入程度の処置でも2万/μL以上で施行可能ですので，抜歯に関しては縫合やシーネを用いて止血をしっかりと確認すれば外来でも可能です．

　また，血小板が減少した状態では皮下出血や粘膜出血など比較的浅い場所の出血をきたし，ワルファリンやDOACなどが効きすぎて凝固能が低下した状態では関節内や筋肉内の深部出血きたすことを覚えてください．

3 白血病（leukemia）[7〜10]

　ひと昔前までは不治の病とされていた白血病ですが，病態が解明されるにつれて完全寛解や延命できるケースも多くなりました．抗癌剤だけでなく分子標的治療や骨髄移植など，治療法も日進月歩です．ここでは，白血病の全体像を把握することと，日常臨床で口腔内出血から白血病を疑うことができるようになることが目標です．

　まず白血病とは，遺伝子の異常により血液において，その造血幹細胞や前駆細胞の段階で生存能力や増殖能力の亢進が生じてしまいクローン増殖する疾患で，つまりは固形癌ではない血液の癌の総称です．分類の仕方はいろいろありますが，大枠としては慢性白血病と急性白血病という分類と，それぞれに骨髄性白血病とリンパ性白血病という分類があります．ここで覚えておきたいのは，慢性白血病は急性白血病が慢性化したものではないということです．疾患の原因や発症は別のものと考えてください（図1）．

　急性白血病は，リンパ系前駆細胞または骨髄系前駆細胞の分化の過程で遺伝子の異常が生じて腫瘍化するものです．この段階で分化がストップすると血球成分が本来の機能を果たさないため，発症早期に貧血，発熱，出血傾向などの症状が出現し，治療をしないと急激に進行して死に至ります．それに対して慢性白血病では，急性白血病よりも前段階のリンパ系幹細胞や骨髄系幹細胞レベルで遺伝子の異常を生じて腫瘍化するもので，血球成分の分化能は正常なため，それぞれの血球成分は機能をある程度，維持しています．しかし，やがて腫瘍化の進行により無秩序に増殖するため，未成熟な血球が骨髄から放出されてしまい，長期経過をたどり急性白血病と同じような症状を示したり，ある血球成分が前駆細胞レベルで増殖して急性化する場合もあります．

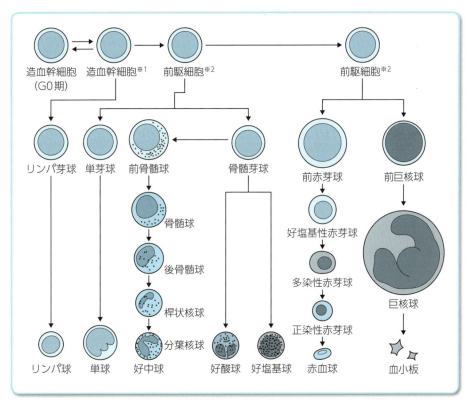

図1 血液の分化
慢性白血病では幹細胞レベルで腫瘍化し（※1：分化能は正常），急性白血病では前駆細胞で腫瘍化する（※2：分化能がストップ）

　歯科医師としては，日常臨床において歯周病が軽症のわりに長引く全体的な歯肉出血や止血困難が認められた場合，白血病の可能性を考えて内科受診の有無を確認し，場合によっては血液内科受診を勧めることも大切です．そして，白血病患者の歯科治療においては，白血病の進行に伴う免疫力低下による易感染性だけでなく，化学療法や抗体療法，そして骨髄移植後の免疫抑制剤内服によっても易感染性が生じるため，血液内科主治医に連絡することが必要です．

4 血液疾患…結局，歯科医師は何を知っていればいいのか？

①貧血では，原因造血の低下か消費の亢進かを考える
②鉄欠乏性貧血が全体の7割だが，男性や閉経後女性の貧血では，悪性疾患が隠れていることがあるので，6カ月〜1年はフォローが必要
③血小板は5万/μL以下になったら，観血処置は口腔外科で
④血小板減少では皮下出血や粘膜出血，凝固能低下では，関節内や筋肉内出血などの深部出血が多い
⑤急性白血病は前駆細胞レベルでの腫瘍化で進行が速い．慢性白血病は幹細胞レベルでの腫瘍化で進行は遅いが，急性化することもある
⑥化学療法と分子標的治療中の歯科治療では，易感染性に注意が必要

2章 知っておきたい医科疾患の疾患概念と標準治療

9. 感染症
infectious diseases

1 かぜ症候群（common cold）～そもそも，かぜって何？[1〜4]

1 — かぜ症候群は上気道のウイルス感染症！

「かぜ症候群」は，ズバリ，咽頭痛，鼻水や鼻づまり，咳などを伴う上気道のウイルスを主体とした感染症の総称です．インフルエンザ流行期以外では通年で多いかぜ症候群の原因はライノウイルスで，全体の40％ぐらいとなっています．その他の原因としては，コロナウイルス，パラインフルエンザウイルス，RSウイルス，アデノウイルスなどがあります．それぞれのウイルスによって症状の特徴はありますが，おおむね潜伏期間は1～3日間で，季節の変わり目にウイルスが増殖すると流行します．また，それぞれに亜系がたくさん存在し，さらに遺伝子の突然変異を繰り返すために終生免疫を獲得しにくく，生涯にわたって何度もかぜをひくことになります．なお，インフルエンザは幼児や高齢者では重篤化すると脳炎や肺炎で死亡するリスクもあるために，その対応はその他のかぜ症候群と分けて考える必要がありますが，かぜ症候群の一種で全体の5～15％を占めています．

2 — かぜ治療の原則

ご存知のとおり，ウイルスには抗菌薬は効きませんが，いまだにかぜに対して抗菌薬が投与されるケースが多いのはなぜでしょうか？　典型的なかぜ症候群の自然経過は，咽頭痛が2日前後続いた後に鼻水や鼻づまりなどの鼻症状が3日前後続き，さらに鼻水が薄くなってくると咳が残り，長いと咳は2週間程度続きます．免疫力が正常であればこのまま自然治癒してしまいます．睡眠不足や過労の状態であったり高齢で免疫力が低下しているとその後に細菌感染が合併します．この場合，咳だけ強くなって気管支炎や肺炎になったり副鼻腔炎（蓄膿症）や中耳炎が合併することもあります．この場合はそれぞれに抗菌薬が効きますが，発症して10日以内のかぜ症候群にむやみに抗菌薬を投与するのは原則ご法度です．世間では安易に抗菌薬が投与されるケースが多いのは本当に残念なことです．不必要な抗菌薬投与によって，本人に6カ月以上は耐性菌が検出されてその抗菌薬が効きにくくなるだけでなく，耐性菌の出現により抗菌薬という人類の財産を未来につなげられないリスクが出てきます．

したがって，正しいかぜ症候群の治療法は，インフルエンザに対しては適切な時期に抗インフルエ

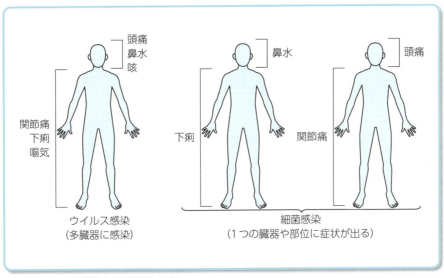

図1 ウイルス感染と細菌感染の違い

ンザ薬の投与，その他のウイルスによるものでは発熱に対してはアセトアミノフェンなどの解熱薬を，咳には鎮咳薬を，鼻症状に対しては鼻炎のスプレーや漢方薬などによる対症療法が基本です．そして，十分な睡眠と栄養補給で免疫力をアップさせて，ウイルスを駆除するのが重要です．

3 ― 感染拡大の防止法

そして，かぜ症候群のウイルスの感染経路は，意外にも空気中の飛沫感染よりも手を介した接触感染が主たるものというエビデンスもあり，手洗いを十分にすることが大変重要です．かぜをひいた人がくしゃみや手を介して鼻水や痰の混じった唾液を手すりや椅子やテーブルなどに付着させた後に，別の人がその手を介してウイルスを自分の口や鼻に運んで感染してしまうケースがほとんどです．十分に手を洗うことと，むやみに自分の口や鼻を手で触らない習慣がマスクやうがいより大切です．かぜの季節に歯科医院では器具やユニットの消毒や清拭が十分に行き届いているか，今一度チェックしましょう．

2 ウイルスは多臓器に感染するが，細菌は原則，一臓器に感染する

1 ― ウイルス感染と細菌感染の見分け方

内科医が日常臨床で感染症を疑う患者さんを診察するときの心得の1つに「ウイルスは多臓器に感染するが，細菌は原則，一臓器に感染する」の原則があります（）．どういうことかというと，発熱患者で，咽頭痛，咳，鼻水などの複数の症状が同時ある場合はウイルス感染症のかぜ症候群と診断

9．感染症　49

表1 Centor Score

① 発熱38℃以上	+1	合計点による
② 咳（−）	+1	溶連菌感染リスク
③ 前頸部リンパ節腫脹	+1	4点にて （51〜53%）
④ 扁桃腫大・白苔（+）	+1	3点にて （28〜35%）
⑤ 年齢　3〜14齢	+1	2点にて （11〜17%）
15〜44齢	0	1点にて （5〜10%）
45齢以上	−1	0点にて （1〜2.5%）

(Centor RM, et al. Medical Decision Making. 1981；1 (3)：239-246)

しますが，咽頭痛だけを主症状にして咳や鼻水を伴わない発熱では，細菌性扁桃炎を疑います．鼻症状と副鼻腔の圧痛と発熱だけでは細菌性副鼻腔炎を疑い，さらに，咳や痰を主症状として咽頭痛や鼻症状を伴わず発熱がある場合は，細菌性気管支炎や肺炎を疑います．

　この原則に従い，インフルエンザでは抗インフルエンザ薬を適切な時期に投与しますが，それ以外のウイルスによるかぜ症候群では前述のように対症療法がメインで，原則，抗菌薬の投与はしません．10日ぐらい経過して，細菌感染を合併する場合のみ抗菌薬の適切な使用が適応となります．

　本項目では，歯科医院を交差感染の場としないためにインフルエンザと溶連菌感染症について，お話をしておく必要があります．

2 ― インフルエンザはここを押さえておく！

　インフルエンザの典型的な症状は，突然発症する関節痛を伴う高熱と咳，咽頭痛や頭痛といったところですが，最近はウイルスの突然変異などで症状が軽い場合もあるため注意が必要です．診断にはインフルエンザウイルス迅速抗原検査が用いられますが，発症後少なくとも6〜12時間は経過しないと感度は著しく低く，使いものになりません．また抗インフルエンザ薬は発症後48時間を過ぎてしまうとウイルスの増殖を抑える効果を発揮できず，適応になりません．家族や同僚などがインフルエンザにすでに罹患していて臨床的にインフルエンザと診断できる場合は，発症早期でインフルエンザウイルス迅速抗原検査が陰性でも抗インフルエンザ薬の適応とします．とはいえ，抗インフルエンザ薬の効果は適切な時期に投与しても解熱を約半日から1日間だけ早めるに過ぎません．それでもインフルエンザは激烈な症状ですから，患者さんにとってはありがたいものといえます．

　さて，インフルエンザによる出席停止は，学校保健安全法に基づき発症後5日を経過しかつ解熱後2日を経過（3歳未満にあっては3日）すれば復帰してもいいとされて（一般企業においてもこれに準じた期間，病欠となることが多いようです），この期間を過ぎれば感染力はなくなるとされています．この期間中の患者さんが来院されると歯科医院をインフルエンザ感染の場としてしまいますので，アポイントを変更していただく必要があります．

3 ― 急性扁桃炎では溶連菌感染症を押さえておく！

　喉の痛みだけが主症状で発熱と倦怠感を伴う細菌性扁桃炎で，特に注意を要するものにはA群β溶連菌による急性扁桃炎があります．細菌感染は原則1臓器だけに感染することは急性扁桃炎でも当てはまり，細菌性扁桃炎では通常片側の扁桃腺のみが有意に痛くなり，腫れます．かぜ症候群によるウ

イルス性扁桃炎では両側の扁桃腺が痛くなり腫れることとは対照的です．このA群β溶連菌による急性扁桃炎を推測するためのスコアリングにCentor Score（表1）[5]があります．このスコアで，細菌性急性扁桃炎を疑ったら，感度90％の溶連菌簡易検査（咽頭のスワブ検査で10分で結果が出る）を施行します．

A群β溶連菌による急性扁桃炎を含む溶連菌感染症は学校保健安全法で指定された感染症であり，感染力がなくなるまで（抗菌薬投与後，3日前後して咽頭痛がなくなるまで）出席停止となります．また，しっかりと抗菌薬で治療しないと，溶連菌感染後糸球体腎炎というネフローゼ症候群に移行する腎炎を引き起こしたり，保菌すると数十年後に心臓弁膜症（僧帽弁閉鎖不全症や大動脈弁閉鎖不全症）の原因となります．

治療はペニシリンに感受性が高く第一選択ですが，用量は通常の倍量のアモキシシリン1回500mg，1日3回を10日間の内服が必要です．内服し始めると3日間ぐらいで咽頭痛の自覚症状がなくなり，感染力もなくなります．この感染症も口腔を介して感染し，かつ感染力が強いので，患者さんが激しい咽頭痛を訴えてかつ咳がなければCentor Scoreをチェックして，3点以上なら歯科治療はせず内科受診をしていただいてください．

3 押さえておきたいヘルペス感染症（herpes virus infection）

歯科医師にとっても比較的馴染みのあるヘルペスですが，内科においても日常的によく遭遇する感染症です．大きく分けて単純ヘルペスと帯状疱疹を理解することが大切です．

1 ── 単純ヘルペスウイルス（herpes simplex Virus：HSV）[6]

単純ヘルペスウイルスは主に口腔粘膜に感染する単純ヘルペス1型（HSV-1）と，主に性器に感染する単純ヘルペス2型（HSV-2）があります．1型は食器や歯ブラシの共有が減っている先進国においては感染が若干減少しているものの，未成年でも30％の既感染者を認め，中高年までに80％以上が既感染となります．

再発の場合はかぜをひいたり紫外線に長時間当たるなどで体力が低下すると口唇や口角に水疱が出現し，よく繰り返すのが典型的な発症様式ですが，初感染時は，発熱，頭痛，リンパ節腫脹と筋肉痛などの全身症状を伴います．

ここでぜひ覚えておいていただきたいのは，口腔内に単純ヘルペス病変が発症した場合は，両側性に拡大する水疱病変は火傷したような非常に強い痛みで，水を飲むのも辛くなることが多いことです．

治療は内服薬が第一選択で，バラシクロビル500mg，2錠，分2，5日間がお勧めです．

2 ── 帯状疱疹ウィルス（herpes zoster virus：HZV）[7]

水疱瘡の水痘ウイルス（＝帯状疱疹ウイルス）の再発時に発症する，強い痛みを伴う水疱病変です．通常片側の神経に沿って帯状に水疱が出現するため，帯状疱疹といいます．体幹や顔面領域に発症することが多いのですが，四肢に出現することもあります．いずれの場合も片側ですので，診断は比較

的容易です.

　小児期に水疱瘡に罹患して治癒した後も帯状疱疹ウイルスは完全に体内から消失せず，神経組織に潜んでいます．治癒後は獲得した免疫システムのおかげで，よほど免疫力が低下しなければ暴れ出すことは長期間ありません．それでも長年経過を経て免疫システムが水痘の記憶を忘れかけた頃に，過労やかぜで免疫力が下がると，潜んでいた神経に沿って水泡を形成して広がっていきます．従来はほとんどの人が小児期に罹患していた水疱瘡が水痘ワクチンの普及で減少していますが，ワクチンで得られる免疫力は自然に罹患する場合よりも弱いため，近い将来に帯状疱疹が急増する可能性もあり，注意が必要です．

　初期診断後に抗ヘルペス薬をいかにすぐ開始するかが勝負で，治療が遅れると皮疹の瘢痕が残ったり，約10％のケースで帯状疱疹後神経痛が合併症として1年以上の長期にわたり残ります．

　帯状疱疹が耳介を含む三叉神経第2枝に発症すると，ラムゼイハント症候群（ハント症候群）と呼び，顔面神経麻痺とアブミ骨筋麻痺による高音域の聴覚過敏を伴うことがあります．発症後72時間以内にステロイド内服を開始しないと，約40％に顔面神経麻痺や聴覚過敏が後遺症として残ります．

　また，三叉神経第1枝に発症すると鼻背や鼻尖に発疹が生じて，鼻毛様体神経を介して眼球組織へ炎症が波及し，眼球の発赤（red eye）や羞明などの症状を呈します．これはいわゆるハッチンソン徴候と呼ばれ，重度の眼球合併症を示唆し，視力喪失の可能性もあるので，至急眼科受診をしていただきます．

　治療は，やはり内服薬が第一選択で，早ければ早いほど効果があり，72時間以上経過すると効果は減弱します．こちらは，バラシクロビル500mg，6錠，分3，7日間とかなりの高用量設定もしくはアメナビル200mg　分2　7日間です．

4　感染症…結局，歯科医師は何を知っていればいいのか？

①ウイルスは多臓器に感染するが，細菌は原則として一臓器に感染する
②かぜはウイルス感染による上気道炎の総称であり，抗菌薬は効かない
③インフルエンザは，発症後5日を経過しかつ解熱後2日を経過（3歳未満にあっては3日）するまではウイルス排泄量が多く，この期間の歯科治療は原則避ける
④片側性の急性扁桃炎で，同側の前頸部リンパ節の圧痛があれば，A群β溶連菌感染症を疑い，内科を受診させる
⑤口腔内に発症した単純ヘルペスは，激痛で水も飲めないほど痛い
⑥帯状疱疹は，三叉神経第2枝に発症するとラムゼイハント症候群となり，顔面神経麻痺や聴覚過敏を伴う．三叉神経第1枝に発症すると鼻背や鼻尖に発疹が生じて，鼻毛様体神経を介して眼球組織へ炎症が波及し，眼球の発赤（red eye）や羞明などの症状を呈する．これはハッチンソン徴候と呼ばれ，至急眼科を受診していただく

2章 知っておきたい医科疾患の疾患概念と標準治療

10. 周産期と婦人科疾患
perinatal period and gynecological diseases

 月経周期（menstrual cycle）と妊娠（pregnancy），そして閉経（menopause）[1]

　歯学教育のカリキュラムに産婦人科が含まれていなかったことが，医学部に再入学して不思議に感じました．周産期の投薬を正しく理解するには性ホルモンのしくみ，月経周期と妊娠，さらには更年期と閉経までの流れを把握しておくことが必須です．

1 ― 性ホルモン (sexual hormone)

　コレステロールを原料とする性ホルモンには，精巣で産生される男性ホルモン（アンドロゲン）と卵巣と黄体で産生される女性ホルモン（エストロゲンとプロゲステロン）があります．さらに，エストロゲンにはE_1（エストロン），E_2（エストラジオール），E_3（エストリオール）の3種類があり，閉経前では卵胞の顆粒膜細胞で産生されるE_2が主体で最も生理活性が高いのですが，閉経後は脂肪組織で産生されるE_1が主体となります．E_3は妊娠時に胎盤と胎児副腎で産生される妊娠維持ホルモンです（図1）．

2 ― 月経周期と妊娠 (menstrual cycle and pregnancy)

　月経は，約28日周期で繰り返される子宮内膜からの定期的な出血のことで，数日間で自然に止血します．そして，月経開始日から起算して次回の月経開始日までを月経周期といいます．月経周期は成熟卵胞からの排卵日をはさんで前半を妊娠準備のための子宮粘膜の増殖期（卵胞期）といい，排卵後の卵胞壁が変化した黄体から分泌されるプロゲステロンによる易着床化を営む後半を黄体期といいます．黄体期に受精し妊娠が成立しないと月経となり，子宮粘膜は脱落して剥がれ血液とともに排出されて，次の周期に移行します．一方，妊娠が成立（受精して着床）すると黄体は妊娠黄体として維持されて，プロゲステロンにより胎盤が形成されるまで妊娠を維持する役割を果たします（図2）．
　ここで大切なのは妊娠期間の定義になります．世界保健機関（WHO）によって，最終月経開始日を満0日として，妊娠期間を起算することと決められています．満0～6日を満0週，満7日～13日を満1週とするように，日数，週数を「満」で数えます．さらに，28日を妊娠歴1カ月と定義し，正常妊娠持続日数を10カ月（40週），280日と定義しています．出産日が37週以降42週未満を正期産とし，37

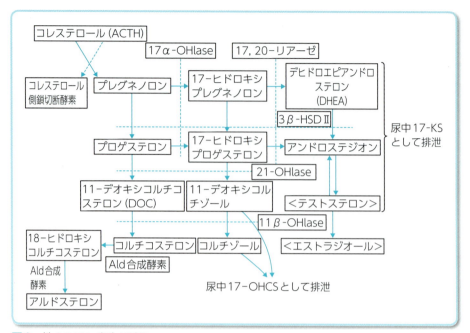

図1 性ホルモン産生の流れ

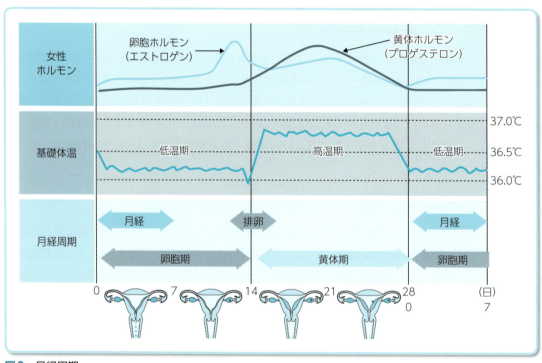

図2 月経周期

週未満を早産, 42週以降を過期産と呼びます.

3 ─ 更年期と閉経, 骨粗鬆症 menopausal period and menopause, osteopolosis[1]

日本人の初経年齢は平均12歳で, ほぼすべての女性は加齢とともに卵巣機能が低下して45～55歳の間に閉経となります. この約10年前後のエストロゲン減少に伴う環境変化などに適応力も低下し, 器質的疾患もないのに自律神経失調症のような不定愁訴を訴える期間を更年期と呼び, 更年期障害として周知されています. 正常な機能の卵胞が減少し, 月経周期が不規則になってきて, やがて閉経に至りますが, E_2の減少により, E_2の材料のLDLコレステロールが相対的過剰になり, 高コレステロール血症や動脈硬化が進行して, 血圧の上昇をきたします. さらに, エストロゲンの骨吸収抑制作用やカルシウム吸収の促進作用が低下して, 骨粗鬆症が男性よりも著しく多くなります. わが国の40歳以上の骨粗鬆症患者は1,300万人以上で, 女性の有病率が男性の3～4倍と高率です.

2 妊婦と投薬のポイント[2~7]

妊婦への薬剤の投与は, 胎児にも同時に薬剤が投与されるということになります. 本来治療の必要のない胎児には副作用の効果しか得られないので, 母児両方の利益とリスクを考えて投与を行います. そのため, ①薬剤の胎盤通過性, ②薬剤投与経路, ③妊娠週数による影響の変化, ④投与薬剤の胎児危険度の4つを慎重に考えて決めます. 1つずつ, 要点をまとめていきます.

1 ─ 薬剤の胎盤通過性

多数の薬剤が母体の血液から胎盤を通じて胎児に移行します. 分子量の小さいものほど, 血漿蛋白結合率の低いものほど, 脂溶性の高いものほど, そしてイオン化傾向の小さいものほど胎盤通過性が高くなります. 例えば, 糖尿病の経口治療薬は分子量が小さいため, 妊娠中は分子量の大きいインスリン注射に変更します.

2 ─ 薬剤投与経路

薬剤の血中濃度は静注＞経口＞局所投与の順で上昇しやすくになるのが原則ですので, 喘息の内服薬よりは吸入ステロイド薬の方が安全です.

3 ─ 妊娠週数による影響

原則として妊娠初期には催奇形性が妊娠4～15週に問題となり, その期間中でも特に4週～7週の主要臓器の形成される臨界期は危険性が高いとされています. そして, 妊娠中期以降は胎児毒性が問題となり, 通常は16週からは奇形は起こらないとされています. 胎児毒性とは胎児の臓器の機能低下や発育障害のことで, 歯科領域でよく使用される薬剤のNSAIDsによる動脈管(胎児循環での酸素運搬に関係)の収縮, 狭窄や閉鎖が問題となります.

4 — 薬剤の胎児危険度

(1) 解熱鎮痛剤

ほとんどの解熱鎮痛剤は妊娠後半期の胎児毒性が問題で，催奇形性については理論上ほとんど問題がないとされています．しかし，アセトアミノフェンが第一選択です．NSAIDsがもたらすプロスタグランジンE_1合成抑制による胎児動脈管閉鎖は致死的な転機をとるからです．

(2) 抗菌薬

ペニシリン系やセフェム系をなるべく使用しましょう．アジスロマイシンやエリスロマイシンなどのマクロライド系も使用可能ですが，クラリスロマイシン（動物の催奇形性データあり）は使用できません．テトラサイクリン系が禁忌なのはいうまでもありません．

(3) 経口ステロイド薬

プレドニゾロン，ヒドロコルチゾン，メチルプレドニゾロンは胎盤通過性が低く，継続可能です．

3 授乳と投薬（breast-feeding and medication）[7〜9]

授乳婦への投薬においては，薬剤の母乳中への排泄率や安全性に気を配ると同時に，母乳育児の利点と授乳中止の不利益についても考慮しなければなりません．母親が服用した薬剤は母乳へと移行しますが，ほとんどの場合が乳児の治療量の10％以下に希釈されますので，不必要な母乳の中止や服薬の中止は避けましょう．一般的には母乳中の薬剤濃度は内服後2〜3時間後が最高になりますので，授乳は内服直前か直後とすれば，さらに影響が少なくなります．

1 — 解熱鎮痛薬

ほとんどの解熱鎮痛薬は母乳中へわずかしか移行せず，理論上は使用が可能ですが，アセトアミノフェンが第一選択です．もし，抗炎症作用を期待するならイブプロフェンも比較的安全に使用できます．

2 — 抗菌薬

ペニシリン系やセフェム系やマクロライド系をなるべく使用しましょう．テトラサイクリン系が禁忌なのはいうまでもありません．ニューキノロン系では，母乳移行量の少ないクラビットが実践的です．

3 — 経口ステロイド薬

プレドニゾロン，ヒドロコルチゾン，メチルプレドニゾロンは，母乳排泄量が低く継続可能です．

4 周産期と婦人科疾患…結局,歯科医師は何を知っていればいいのか?

①女性ホルモンには,エストロゲンとプロゲステロンがありますが,閉経後はエストロゲン(E_2)の材料のLDLコレステロールの相対的過剰となり,動脈硬化の進展やE_2低下による高血圧や骨粗鬆症が進行しやすくなります
②周産期の投薬では,妊娠初期では催奇形性,妊娠中期以降では胎児毒性が問題となります
③授乳婦への投薬においては,一部の薬剤を除けば乳児への影響は少ないので,不必要な母乳の中止や服薬の中止は避け,授乳は内服直前か直後にするとよいでしょう

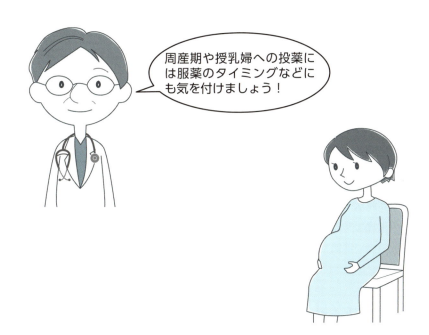

周産期や授乳婦への投薬には服薬のタイミングなどにも気を付けましょう!

2章 知っておきたい医科疾患の疾患概念と標準治療

11. 膠原病
collagen diseases

　膠原病とは，何らかの自己免疫的機序が原因で全身の結合組織を主とした炎症が生じて，多臓器障害を引き起こす疾患群の総称です．全身性慢性炎症性疾患のため，多関節炎，皮膚症状，腎障害，間質性肺炎や発熱，倦怠感などの多彩な症状を呈して，長期にわたり増悪と寛解を繰り返して進行していきます．膠原病では自己抗原に対して自己抗体が検出されるも場合が多いのですが，自己抗体が病態に対してどのように関与しているかはほとんどが不明のままです．ただし，疾患関連性の高い自己抗体は各疾患ごとに明らかになっているものも多く，診断には欠かせません．主な自己抗体には，リウマトイド因子（RF），抗核抗体（ANA）や抗好中球細胞質抗体（ANCA）などがあります．

　膠原病の治療には，副腎皮質ステロイドの抗炎症作用と免疫抑制作用による症状の緩和や病態の進行抑止と，NSAIDsによる抗炎症・解熱鎮痛が大きな柱でしたが，免疫抑制薬や生物学的製剤の開発により寛解に持ちこめるケースも増えてきています．つまり，リウマチ性疾患を代表とする膠原病の治療は単に生命を守るだけの時代から生活の質を守る時代になっています．現在では，寛解導入後はステロイドを可能な限り減量・中止して，比較的副作用の少ない免疫抑制薬や，場合によって生物学的製剤を併用するのが主流です．

　本項では，疾患頻度の高い関節リウマチや，口腔内所見を伴いやすい疾患について簡単にまとめていきます．

1 関節リウマチ（rheumatoid arthritis：RA）[1]

　RAは関節滑膜を主体に進行する慢性炎症性疾患で，発生頻度は0.5～1.0％，わが国における患者数は約100万人と，膠原病のなかでは最多です．好発年齢も30～50歳代の働き盛りが多く，病変の進行による関節破壊はQOLを低下させ，社会問題ともいえます．男女比は1：3～5で，女性に多いのは他の膠原病と同様です．

　関節破壊は発症6カ月以内に出現して，最初の1～3年に最も進行していきます．早期に発見し早期の治療から寛解を目指していかないと，感染症や心血管合併症などを併発します．RA患者は健常人に比して，生命予後が10年短いことが明らかになっています．

　以下に，関節リウマチの診断から治療の流れと，関節リウマチと歯周病の関連について最近の知見を述べていきます．

　わが国のリウマチ治療のガイドラインである『関節リウマチ治療ガイドライン2014』[2]におけるRA

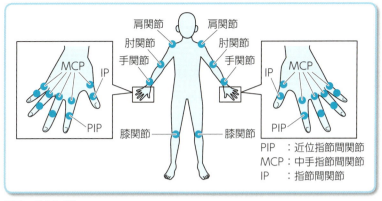

図1　DAS 28

治療の流れをまとめると，RAを「炎症性滑膜炎が存在して，持続性関節炎もしくは骨びらんをきたす可能性の極めて高いため早期の治療介入を要する疾患」として，RAと診断がつき次第，MTX（メトトレキサート）などの抗リウマチ薬を導入することを推奨している点です．

1 ― 関節リウマチ診断の流れ

診断については，RA以外の疾患では説明できない腫脹関節（滑膜炎）が1つ以上存在し，かつ，①関節数とパターン，②採血でRF（リウマトイド因子）あるいは抗CCP抗体の有無，③関節炎の持続期間，④CRPやESRなどの炎症マーカーの上昇からなるスコアリングシステムが6点以上でRAと診断します．ただし，遠位指節間関節（DIP関節），手根中手関節（CM関節），第1中足趾節関節（MTP関節）は腫脹関節にはカウントされません．

2 ― DAS28による疾患活動性評価

DAS（disease activity score）28とは，図1のような全身28カ所の腫脹圧痛の数をもとにしたRAの疾患活動性指標で，増悪と寛解の目安としています．ここで歯科医師にとって大切なことは，先程の診断時に含まなかった関節や顎関節，股関節は含まれていないことです．つまり，他の要因でも関節症状の出やすい顎関節などの関節は，診断や疾患活動性の客観的評価には使用されません．

3 ― 関節リウマチ治療の流れ

抗リウマチ薬はDMARDs（disease modifying anti-Rheumatic drugs）と総称されています．従来までの治療は，早期から関節破壊が進行するにもかかわらず，症状緩和のためNSAIDsから開始し，効果がなければ金製剤などのClassical DMARDsやステロイドを頻用していました．これらの治療では，関節破壊を防げないだけでなく，ステロイド長期連用による骨粗鬆症なども問題でした．現在では，早期からMTXを第一選択として，効果不十分な場合は生物学的製剤を併用して早期から寛解を目指すことで，関節破壊を阻止できるようになってきました．詳しくは成書に譲りますが，概略を述べます．

(1) 薬物療法の概略

①RAと診断後，現在では初期治療では副作用などの禁忌がなければ，MTXを第一選択として単剤での治療開始を推奨されていて，約8割の患者さんが服用しています．
②MTXの主な副作用は肝機能障害や**口内炎**，胃腸障害で，葉酸を併用すると抑制できます．
③症状により，初期治療においてはステロイドの低用量の併用が推奨されますが，可能な限り減量や中止を目指します
④MTXが禁忌の場合は，LEF（レフルノミド）やSSZ（スルファサラゾピリン）が第一選択となります．
⑤初期治療（PhaseⅠ）で効果不十分もしくは有害事象が出た場合は，生物学的製剤もしくは分子標的型合成抗リウマチ薬（JAK阻害薬）を追加していきます．

　その他，適宜NSAIDsや従来型抗リウマチ薬も併用していきますが，大切なことはリウマチ治療薬＝ステロイド内服の図式はもはや通用しないことです．

4 ― 歯周病と関節リウマチ[3,4]

　関節リウマチに罹患していると歯周病に罹患しやすく，逆に口腔内が不潔だと関節リウマチが重症化しやすいことは以前からいわれていましたが，現在では科学的にも実証されています．代表的な歯周病菌であるPG菌のもつシトルリン変換酵素の作用で抗CCP抗体が増加することで関節リウマチが進行することや，PG菌が腸内細菌叢を変化させて腸管免疫系のTh17を活性化しIL-17を増加させることで関節リウマチを増悪させます．関節リウマチと歯周病が双方向に影響し合いドミノ式に増悪しないように，歯周病の予防と治療，口腔衛生の向上がとても重要です．

2 全身性エリテマトーデス（systemic lupus erythematosus：SLE）[5]

　SLEはわが国の推定有病者数が6～10万人で，男女比は1：9と圧倒的に女性に多く，発症ピークは20～40歳ですが，小児から高齢者までみられます．皮膚に出現する発疹が狼（ラテン語でlupus）に咬まれた痕のような紅斑のため，この名称となりました．

　SLEは抗DNA抗体などの免疫複合体の組織沈着のために起こる，全身性炎症性病変が特徴的な自己免疫疾患です．症状は治療により軽快しますが，寛解と増悪を繰り返して慢性的な経過をたどります．変動性・移動性の関節炎を高率に認め，腫脹圧痛部位に遠位指節間関節（DIP関節；指の最も先端の関節）がリウマチとは対照的に含まれることが特徴です．蝶形紅斑という鼻根部をまたいで左右に広がる紅斑や頬部紅斑も特徴的で，無痛性の口腔内鼻腔内潰瘍や脱毛などが認められることもあります．

　全身症状としては，倦怠感，易疲労感や発熱が先行します．また，手指が寒冷時や水につかった際，手指の色調が白色に変化し，そうした刺激から脱すると紫色になり回復するレイノー現象も30～50％に認めます．ループス腎炎による腎機能低下は放置すると血液透析となり，蛋白尿増加では腎生検を考慮します．また中枢神経症状としては，うつ状態，失見当識，妄想などの精神症状とけいれん，さらに脳血管障害が頻発します．

　予後を左右する病態としては，ループス腎炎，中枢神経ループス，抗リン脂質抗体症候群（合併時

は血栓ができやすく，抗血小板薬や抗凝固薬が必要)，間質性肺炎，肺胞出血，肺高血圧症などがあります．血液検査では，①抗核抗体，抗SSA抗体，抗リン脂質抗体，②抗二本鎖/ds-DNA抗体，③抗sm抗体・抗RNP抗体，④Coombs抗体などを調べます．治療法は，重症度に応じてステロイドパルス療法で初期治療を開始し，漸時減量して経口内服に切り替え，タクロリムス，シクロホスファミドなどの免疫抑制薬やリツキシマブやミコフェノール酸モフェチルなどの分子標的薬を併用します．

3 シェーグレン症候群（Sjögren disease）[6]

　シェーグレン症候群は，唾液腺炎，涙腺炎などの外分泌腺の炎症を主体にする自己免疫疾患です．原発性の一次性と他の膠原病に合併する二次性があります．有病率は0.05％で約7万人の患者がいると考えられていますが，女性が95％と圧倒的に多く，一次性が70％です．二次性のものの原疾患は関節リウマチが39％，SLEが22％，強皮症が13％，混合性結合組織病（MCTD）が6％となっています．唾液腺障害では，反復性耳下腺炎と唾液産生分泌障害によるドライマウスが生じて，齲歯多発や舌乳頭萎縮による味覚障害が問題になります．涙腺障害ではドライアイや羞明が生じます．全身症状としては，発熱，倦怠感，リンパ節腫脹を認めますが，悪性リンパ腫との合併も他の膠原病よりも頻度が高いため，リンパ節生検をする場合もあります．

　その他の臓器障害としては間質性肺炎，間質性腎炎，慢性甲状腺炎，原発性胆汁性肝硬変（抗ミトコンドリア抗体陽性）が有名です．皮膚症状については，抗SSB抗体陽性の場合は，特徴的な環状紅斑を生じます．確定診断には，眼科，口腔外科との連携が重要で，乾燥性角結膜炎や唾液腺機能低下を検査し，特に下口唇の小唾液腺生検が重視されます．血液検査では，抗SSA抗体が50〜70％陽性で，抗SSB抗体は20〜30％しか陽性となりませんが，特異度はこちらの方が高いとされています．

　治療に関しては最近まで対症療法が中心でしたが，最近では疾患活動度分類が整備されるに伴い免疫抑制薬や生物学的製剤によるアプローチが試みられ，ここ数年で大きな発展が期待されています．

4 ベーチェット病（Behçet disease：BD）[7]

　ベーチェット病は，口腔粘膜のアフタ性潰瘍，外陰部潰瘍，皮膚症状，眼症状の4種類を主症状とする慢性再発性の全身性炎症疾患です．本疾患は中近東からアジアにかけて患者が多く，ベーチェットとはトルコの皮膚科医の名前です．好発年齢は20〜40歳ですが，小児にも発症します．初発症状としては，98％の症例で口唇，頬粘膜，舌，歯肉，口蓋粘膜に円形の境界明瞭な有痛性の潰瘍が生じ，症状は数週間で改善しますが，再発を繰り返します．外陰部潰瘍は有痛性の境界明瞭なアフタ性潰瘍で，男性では陰嚢や陰茎，女性では大小陰唇に好発し，口腔内に比べると深いのが特徴です．皮膚症状は下腿に好発する結節性紅斑，皮下の血栓性静脈炎，顔面，頸部，背部などにみられる毛嚢炎様皮疹または痤瘡様皮疹などが生じます．そして，眼症状では両眼性に侵されるブドウ膜炎が主体です．症状は再発性，発作性に生じ，結膜充血，眼痛，視力低下，視野障害などをきたします．

　歯科医師としては，眼症状や消化器症状（腹痛，下痢，下血）などを伴うものは予後不良となる場合もあるので，難治性の多発する口腔内アフタを認めた場合は他の部位を含めて症状の有無を確認する必要があります．

5 巨細胞性動脈炎(giant cell arteritis：GCA)[8~11]

　巨細胞性動脈炎は頭部，特に側頭動脈に高頻度に発症する肉芽腫生血管炎です．発症頻度は白人では人口10万に対して20人ですが，日本人では10万に対して0.65人と比較的稀な疾患です．患者はやや女性に多く（男女比は1：2），歯痛や下顎痛，そして特徴的な顎跛行（jaw claudication）を生じるため，歯科を受診することもあり，押さえておきたい疾患です．

　顎跛行とは，咀嚼筋の痛みと疲労により咀嚼や会話の中断と再開を繰り返すことです．その機序は，血管炎による動脈狭窄によって引き起こされる血行障害性疼痛によります．本疾患において咀嚼筋を栄養する動脈が罹患した場合，咀嚼開始直後に咀嚼筋に血行障害性疼痛が生じるため咀嚼を中断しますが，安静により血流が回復すれば疼痛は消失し再び咀嚼ができるようになります．これは下肢のASO（閉塞性動脈硬化症）で下肢動脈の狭窄や閉塞に起因した間欠的に歩行困難となる間欠性跛行と同様です．

　GCAの臨床像としては，側頭動脈の炎症による怒張と頭痛が最も多い症状で，発熱，倦怠感などの全身症状もよくみられます．炎症は側頭動脈が好発部位ですが，頭頸部の動脈に生じることもあります．顎動脈，顔面動脈，舌動脈が罹患すると顎や舌，歯の痛みを生じて歯科受診することもあるため，該当歯がない場合は側頭部を触診して索状物の有無や圧痛を確認します．

　検査所見では，赤血球沈降速度（ESR）の著明な亢進とCRP上昇の他に特徴に乏しく，リウマトイド因子や抗核抗体は通常陰性です．診断には米国リウマチ学会の分類基準が用いられます．確定診断は側頭動脈生検で行われますが，CTやMRIによる血管画像検査やPET/CTなども有効です．治療には，ステロイドの高用量投与やパルス療法で漸減していくことが基本ですが，高齢者が多い本疾患では骨粗鬆症や糖尿病，白内障の増悪などが問題となります．最近では，MTXやトシリズマブなどの生物学的製剤が有効であることが報告されて，ステロイドの減量が早期から達成されてきています．

6 IgG4関連疾患（IgG4 related disease）[12~14]

　IgG4関連疾患とは，今世紀初頭にわが国から世界に発信された新しい疾患概念で，歯科領域との関連も深かった両側性の涙腺唾液腺疾患であるミクリッツ病をも包含する，多臓器に病変を生じる疾患群のことです．以前から，ミクリッツ病に自己免疫性膵炎を合併することは知られていましたが，自己免疫性膵炎では血清IgG4値が高値となり，膵癌との鑑別に有用と2001年にHamanoらが発表したことが契機となり，膵臓以外に涙腺や唾液腺を含む腺組織にIgG4陽性形質細胞浸潤を認める腫大や線維化を生じる疾患群が確立されました．

　本疾患は全身の多臓器に発症しますが，代表的なものは，①IgG4関連涙腺唾液腺炎，②IgG4関連膵炎，③IgG4関連腎臓病があります．顎顔面領域では耳下腺や顎下腺の腫脹を認めた場合は本疾患も疑い，血清IgG4を測定することが大切です．また，口腔乾燥症でシェーグレン症候群を疑い，抗SSA抗体，抗SSB抗体が陰性の場合は本疾患が鑑別疾患になることも覚えておきましょう．IgG4関連疾患の治療もステロイド投与が基本ですが，病態により免疫抑制薬が併用されることもあります．

7 膠原病…結局，歯科医師は何を知っていればいいのか？

①関節リウマチでは，PG菌がシトルリン変換酵素を介して関節リウマチの発症・増悪の原因になるため，歯周病の予防と治療が大切です

②難治性の口腔乾燥症や味覚障害ではシェーグレン症候群を疑い，下口唇の小唾液腺生検を口腔外科で行うこともあります

③再発を繰り返す多発性の口腔内アフタではベーチェット病を疑い，視力障害や消化器症状（腹痛，下痢，下血）がないか確認しましょう

④顎跛行を認めたら巨細胞性動脈炎を疑い，側頭部の触診をして索状物の有無と圧痛を確認してください

⑤顎顔面領域では涙腺，耳下腺や顎下腺の腫脹を認めた場合はIgG4関連疾患も疑い，血清IgG4を測定することもあります

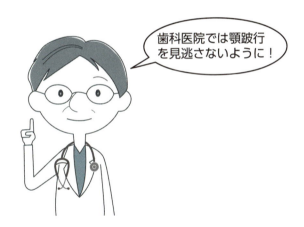

歯科医院では顎跛行を見逃さないように！

2章 知っておきたい医科疾患の疾患概念と標準治療

12. 精神疾患
mental illness

1 総論…脳の基本構造と神経伝達物質の役割[1,2]

　精神疾患は患者数も多く，歯科医院を受診する患者さんにも罹患している方がいらっしゃいます．そこで，総合診療医としての内科医が理解している程度の知識は歯科外来診療にも有益と考えて，ここでまとめていきたいと思います．

　現代では，精神疾患の大多数のものが脳内の神経伝達物質の働きが異常なときに発症していることがわかっています．逆にいえば，脳内での神経伝達物質の働きが正常なときに人間の精神状態は正常な状態を維持できます．このことをはじめに理解しておくと，向精神薬を使っての治療法が理解しやすくなります．

　さて，次に人間のこころのありかはもちろん脳ですので，脳の大まかな構造を復習しておきます．人間の脳は約1.4kgの神経細胞の集合体ですが，大きく分けて，大脳，小脳，脳幹の3つの部分から構成されています（図1）．大脳はさらに表層部分の大脳皮質と，脳幹や間脳を取り囲むように位置する大脳辺縁系で構成されています．

①**大脳皮質**：表層部分の約3mmの層で，この部分が人間の精神活動を創り出しているといわれています．ヒトでは特に発達していて，表面を複雑な折り目をつけて収納させているため，いわゆる脳の独特の外見が見られる箇所です．

②**大脳辺縁系**：大脳辺縁系は，帯状回，海馬，扁桃体などから構成されており，こころの病気と最も関係の深い場所です．本能や自律神経と関係が深く，扁桃体では怒りや恐怖，闘争，強いストレスの記憶を，海馬では新しいことの短期記憶を担当しています．

③**脳幹と小脳**：脳幹の役割は呼吸や体温などの生命維持機能で，小脳では身体の運動機能をコントロールしています．

　このような脳は，500〜1,000億以上の神経細胞の集合体で，各々の細胞が複雑なネットワークを構築して，情報をやりとりしています．感情や運動を含めてすべての神経細胞の信号はこれらの活動電位で構成されていますが，神経細胞同士の情報伝達は，パーソナルコンピューターのケーブルのような単純な接続ではなく，シナプス間隙という20〜30nmの隙間において神経伝達物質という化学物質を介して行われています．なぜならば，そのほうが日々学習してネットワークを即座に改変していくためには都合がいいからです．

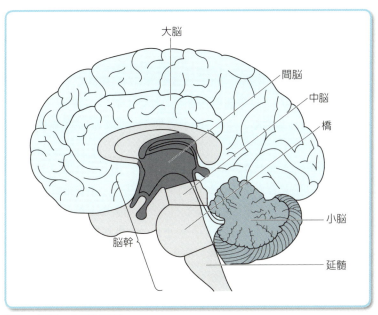

図1　大脳，小脳と脳幹

表1　主な神経伝達物質

セロトニン	こころを落ち着かせ，精神を安定させる．本物質はノルアドレナリンやドパミンの働きを適度に抑制するので，不足すると攻撃的になったり，パニック障害や抑うつ気分，強迫観念などが生じる
ノルアドレナリン	恐怖や驚き，興奮を引き起こす．危険を感じると交感神経を活性化させて不安や恐怖の精神状態を生じさせる．過剰になると血圧や心拍を上昇させてパニック障害を起こすが，意欲にも関係があるので，一定量は必要とされる
ドパミン	喜びや快感を引き起こすと同時に運動とも関連があり，パーキンソン病とも関連する．お酒や喫煙，薬物によって放出されるので，こうした物質は快く感じる一方で，依存症と関連する．中脳辺縁系や中脳皮質系で過剰になると妄想や幻覚症状が生じ，統合失調症と関連する
GABA	抑制性の神経伝達物質で，上述のノルアドレナリンの作用を抑制する．不足することで不安やけいれんにも関連する
アセチルコリン	知的活動や記憶に関係しているが，神経筋接合部で運動に関わっているため，重症筋無力症では作用不足が問題となる

そして最後に，こころの病気との関係がある主な神経伝達物質について，表1にまとめます．

2　こころの病気の分類（DSM-5）[2,3]

　神経伝達物質の乱れによってこころの病気が生じますが，人や年齢によって症状がさまざまなため，表面に現れた症状によって分類することが治療にも直結するため合理的と考えられています．現在，世界ではアメリカ精神医学会の『精神障害の診断と統計マニュアル』（Diagnostic and Statistical Manual of Mental Disorders-5：DSM-5）と世界保健機関（WHO）の『ICD-11 精神，行動又は神経発達の障害』が主流ですが，日本の精神科医療では，うつ病に促した分類であるDSM分類が好まれて

12．精神疾患

使われているので，DSM-5に沿って話を進めます．
　DSM-5ではこころの病気を大きく分けて5つに分けていますが，ここではシンプルに4つにまとめてみました．

①**気分の障害**：気分の落ち込みや高揚感にフォーカスを当てた疾患群で，抑うつ性障害や双極性障害が含まれます．この場合の「気分」とは瞬間の感情のことではなく，持続的な感情や情動のことを指しています．この中には大うつ病性障害に代表される抑うつ性障害（＝単極性障害）と双極性障害が含まれます．

②**不安障害**：不安という感情にフォーカスを当てた疾患群で，あれこれ思い迷い，次々に理由もなく不安が対象を変えながらこころに浮かんでくる全般性不安障害や，不安を察知する脳内の部位が誤作動してパニック発作が起き，時には攻撃的にもなるパニック障害などが含まれます．

③**統合失調症**：以前は精神分裂病といわれていた疾患群で，単に精神病というと統合失調症を意味することが多いことはご存知のことと思います．何らかの原因で神経伝達物質のドパミンが過剰になり，妄想や幻覚が発症します．治療には入院が必要になるケースが多いのも特徴です．

④**その他の疾患**：前者の3つのカテゴリーに入らないものを一括りにしてまとめるとすっきりとしますが，範囲が広くなるので睡眠呼吸障害などは割愛します．神経発達障害として，自閉症スペクトラム障害，注意欠陥/多動性障害（AD/HD），認知症などは社会問題にもなっているため，後ほど簡単に紹介します．

3　気分の障害

1 ― 大うつ病性障害

　人生において，仕事のトラブル，失恋，家族との別離，離婚などさまざまな問題に出くわし，憂うつな気分になることはありますが，通常はこのような気分も時間の経過で自然に回復します．しかし，さしたる原因もなく気分が落ち込み，やる気や活力がなくなって無気力になり，行動すらできなくなることもあります．こうした気分の落ち込んだ状態が長く続くのがうつ病といわれるものです．感情の回復力がなくなってしまうということで，うつ病は本人が頑張ってもどうにかなるわけでなく，まして怠けているわけではないので，「治療が必要な病気」という周囲の理解が大切です．うつ病の診断には，SDS（self-rating depression scale）やBDI（beck depression inventory），CES-Dなどの質問票が用いられることが一般的ですが，簡単に見分けるためには，大うつ病の9つの診断基準のうちの最初の2つだけを使う二質問法（図2）があります．

　これらの2つが当てはまれば，88％の確率でうつ病と診断できます．つまり，趣味や娯楽にまで興味を失っていると，うつ病の可能性が高いということです．さらに，食欲や睡眠についても質問してください．そして最も大切なことは，自殺念慮を確かめることです．「最近，死にたいと思ったり，実際行動しようとしましたか？」と聞いてみて自殺念慮を疑えば，メンタルヘルス科や精神科の受診を勧めます．

　うつ病の治療には心身の休息に加えて認知行動療法などの心理療法なども用いられますが，基本的には薬物療法が主体となります．

1	この1カ月間，気分が沈んだり，憂うつな気持ちになったりすることがよくありましたか？	はい／いいえ
2	この1カ月間，どうも物事への興味が湧かない，あるいは心から楽しめない感じがよくありましたか？	はい／いいえ

図2　うつ病の簡易診断

　数ある脳内の神経伝達物質のなかで最もうつ病に関連するのが，セロトニンとGABAです．興奮や不安を抑えて，快感と安らぎを与えてくれるこれらの物質がストレスなどで減少し，相対的に少なくなると，「際限のない不安や気分の落ち込み」を感じ続けてうつ病が発症します．そこで，ベンゾジアゼピンを使い不安を解消させます．脳幹部でGABAの活性が不足することによってノルアドレナリンの作用を抑制できず，このことが強い不安が生じさせます．ベンゾジアゼピンはGABAと構造が似ているためGABA受容体に結合してGABAの作用を増強させ，興奮が抑制されるという機序で，やがて不眠も解消されていきます．

　また，大脳辺縁系のセロトニンの不足によって，うつの中核症状である「抑うつ気分（あせりと不安）」が生じています．これに対しては，セロトニンの作用を助けるSSRI（選択的セロトニン再取り込み阻害薬）を使用します．セロトニンはもともとシナプス間隙に放出された一部しか受容体に結合せずに大部分がもとの神経細胞に再吸収されていますが，投与されたSSRIはシナプス間隙に到達するとこの神経細胞の再取り込み口をブロックします．するとセロトニンはもとの神経細胞に戻れずに受容体へ向かっていき，結果的としてセロトニンが増加したことと同じになるのです．

　ベンゾジアゼピンは即効性があり1週間程度で効果が出ますが，SSRIは個人差もありますが効果が出るまで1カ月程度はかかります．まずは2種類の薬剤を駆使して，治療が進んでいくとSSRIだけにしていくことが多いようです．

2 ─ 双極性障害 (bipolar disorder)[4]

　以前は，「躁うつ病」とよばれていましたが，過剰ともいえるほどのエネルギーに満ちた「躁状態」(manic state) と，心身ともにエネルギーの枯渇した「うつ状態」(depressive state) を繰り返すため，双極性障害と呼ばれることが多くなりました．躁状態が軽い場合を双極Ⅱ型障害といい，本人も心身ともに絶好調で，仕事もバリバリとこなし，周囲も異常を感じません．一方，本人の気分が異常に高揚し，壮大なプロジェクトを言い出したり，高価なブランドショッピングを続けるなど，ブレーキがかからずに周囲の人間を巻き込んでトラブルを起こす場合は双極Ⅰ型障害と分類され，この場合は入院させて行動を制限することもあります．

　躁状態が落ち着いてくると，やがてうつ状態へ移行して，うつ病と同じような症状になります．躁状態のコントロールには気分安定薬としての炭酸リチウムやカルバマゼピン，バルプロ酸ナトリウムなどを使用します．最近では，「うつ病」と思っていた人が，実は躁状態の軽い双極Ⅱ型障害で，うつの時期だけに注目されて見逃され，抗うつ薬を処方されているケースも問題になっています．「う

つ病」との決定的な違いは，「うつ病」では自責の念が強いのに対して，双極性障害では他人に責任転化したり，攻撃的な態度をとることです．

4 不安障害（anxiety disorder）[5,6]

1 — パニック障害（panic disorder）

　予想もしない時に，突然，激しい不安感を伴う動悸，息切れ，めまいなど症状を主体としたパニック発作が起きてしまいます．特に誘因となるような出来事もなく，繰り返しパニック発作は起きますが，短時間で症状が改善し，採血や画像検査，心電図などでは異常が見つからない場合が多いようです．周囲からは「気のせい」といわれてしまうので，患者は悩んでしまいます．

　パニック障害の患者は，いわゆる「ドクターショッピング」するのも特徴です．パニック発作では，旧皮質（古い脳）の脳幹にある青斑核の誤作動が原因といわれています．この部位は身体へ危険を伝える（ノルアドレナリンを分泌させる）役割があるのですが，誤作動によりノルアドレナリンが過剰に分泌され，頻脈，血圧上昇，過呼吸などが起こるという機序です．

　治療にはこの青斑核でのノルアドレナリンの過剰分泌を抑えるベンゾジアゼピンが第一選択になります．パニック発作はこれで押さえることができますが，それだけでは強い不安感が残る場合が多く，これをパニック不安と呼びます．これは，旧皮質で起きた神経伝達物質の乱れが大脳にも影響し，パニック発作が繰り返すことでセロトニンが不足状態になるからといわれています．

　このパニック不安に対してもSSRIを処方します．前述のようにベンゾジアゼピンに比べて効果が出るまでには時間がかかりますので，ベンゾジアゼピンによってパニック発作が収まってもパニック不安が残ることがあります．

2 — 全般性不安障害（generalized anxiety disorder）

　日常生活中での不安や心配事が次から次へ現れて心を占領するようになってしまい，心配事がコントロールできなくなる状態です．この不安は理由もなく心に浮かんできて，周りから見れば取り越し苦労でも，本人にとってはひどいストレスです．肩こりや筋緊張性頭痛，睡眠障害を発症することも多いようです．こうした身体症状によって，まずは他科や歯科を受診することもあります．

3 — 心的外傷後ストレス障害（posttraumatic stress disorder：PTSD）

　PTSDとは，災害，事故や外傷，精神的外傷など大きな精神的ショックを受けた後，そうした外傷体験を繰り返して思い出したり，悪夢を見て動悸，発汗やフラッシュバックを起こし，不眠や体調不良を引き起こすことをいいます．長引くとうつ病を併発する場合もあります．

5 統合失調症（schizophrenia, integration disorder syndrome）[7]

　何らかの原因で，脳内の中脳辺縁系でドパミンの過剰分泌が起きてしまい，妄想や幻覚が出現し

表2 統合失調症の分類

1	妄想型	もっとも多く典型的なもの．ある日，気づかないうちに妄想が始まり，日常生活の些細なことが気になりだして，人々の声や視線が不気味でただごとではない妄想気分が沸いてくる．さらにひどくなると，この世が破滅するような「世界没落体験」が生じてくる．自分の周囲のすべての出来事に予兆を感じてしまい，想像を絶する心身の疲労を引き起こす．そして，自分の考えが周囲に読み取られていると感じる「考想伝播」や見えない敵や世間全体から常に見張られていると感じる「注察妄想」なども生じてくる
2	解体型	会話や行動がバラバラになり，会話の途中で突然笑い出したり，叫んだりして，周囲が驚かす
3	緊張型	激しく運動性に興奮したり，逆に無動無言になったりする．奇妙な姿勢や運動を繰り返す「常同行動」，相手の動作や言葉を真似する「反響動作」「反共言語」も見られる
4	鑑別不能型	1〜4に当てはまらないもの
5	残遺型	統合失調症が発症したのちに，症状が改善した後に，喜怒哀楽などの感情が乏しくなり，意欲が低下して，何もしなくなるなど陰性症状を呈するもの

て，奇異な行動をとるようになるものです．症状から分類すると，①妄想型，②解体型，③緊張型，④鑑別不能型，⑤残遺型に分かれます．それぞれの特徴は**表2**にまとめます．

　統合失調症は，1回だけ発症して治癒するケースや回復と再発を繰り返すケース，回復しないで持続するケースなどがあります．ここで大切なことは，統合失調症では入院を要する場合が多く，できるだけ早い時期に治療を開始したほうが予後がいいことが実証されているので，早期発見・早期治療が重要だということです．治療には中脳辺縁系で過剰分泌されているドパミンの作用を抑制するセロトニン・ドパミン遮断薬（SDA）や，多元受容体作用抗精神病薬（MARTA）やドパミン部分作動薬（DSS）などを用います．

6 その他の疾患[8〜13]

1 ― 神経発達障害（neurodevelopmental disorder），自閉症スペクトラム障害（autism spectrum disorder）とは？

　従来，「学業や社会生活にうまく適応できない」児童などを広汎性発達障害や注意欠陥/多動性障害と診断してきました．しかしこの区分では他の障害も包含されて意味がややあいまいでしたのでDSM-5からは，これらの障害に共通している社会的コミュニケーションの障害と，一定の限られた範囲の興味と反復行動を重視して全体を一つの連続した障害ととらえることを推奨して，「自閉症スペクトラム障害」としています．**表3**に主なものを簡単に説明します．

2 ― 神経認知障害（neurocognitive disorder）

　神経認知障害では認知能力が低下し，せん妄をきたしたりや短期記憶が喪失してしまう状態です．日常生活にも支障が出てきます．

①**アルツハイマー病（Alzheimer's disease）　約60％**：加齢により，大脳にβアミロイドという異常タンパクが蓄積して神経線維が変性し，神経原線維に変化起きて発症するものです．正常な神経細胞の減少と脳の萎縮が起きます．

表3 自閉症スペクトラム障害（autism spectrum disorder）

アスペルガー症候群 （Asperger disorder）	・特定分野への強い興味関心を示し，特定の行動を繰り返す傾向がある ・会話などでも文字通り受け止めることがあり，比喩や冗談が通じにくい ・ボディランゲージのような非言語的メッセージを読み取るのが苦手 ・興味のある分野について，機械的な暗記が得意である場合が多い
注意欠陥/多動性障害 AD/HD：attention deficit/hyperactivity disorder	・興味のあることには集中するが，それ以外には関心を示さない傾向がある ・学校などにおいては，「反抗的」な児童として扱われる場合もある ・社会人においては，計画性に欠けるなどの不都合を示す ・個性を尊重し，劣等感を持たせないなどの配慮が必要

②**脳血管性認知症（vascular dementia）　約30％**：脳梗塞や脳出血で脳実質が壊れた場合の認知症です．症状の特徴としては階段状に（段階的に）認知症が進行することです．アルツハイマー病や他の認知症との合併も多いのはもちろんです．

③**レビー小体型認知症（dementia with lewy bodies）　約10〜20％**：大脳皮質にレビー小体が出現して発症する認知症です．レビー小体の中身はα-シヌクレインという異常蛋白で，何故かパーキンソン病の黒質でも同じ物質が蓄積しています．「認知障害の変動」，「パーキンソニズム」，「反復する幻視」の3つが中核症状ですので，臨床的には診断はつきやすいです[10]．

7 精神疾患〜結局，歯科医師は何を知っていればいいのか？

①精神疾患の大多数のものが，脳内の神経伝達物質の働きが異常な時に発症する
②神経伝達物質の主な作用をおさえておく
　セロトニン：こころを落ち着かせ，精神を安定させる
　ノルアドレナリン：恐怖や驚き，興奮を引き起こす
　ドパミン：喜びや快感を引き起こすと同時に，運動とも関連
　GABA：抑制性の神経伝達物質でノルアドレナリンの作用を抑制する
　アセチルコリン：知的活動や記憶に関係
③気分障害には，うつ病と双極性障害があるが，躁状態の軽い双極Ⅱ型障害ではうつ病と間違われて，抗うつ薬が処方されているケースもある
④不安障害患者のパニック発作時には，局所麻酔の際にアレルギーなどもなくても心拍上昇や動悸や呼吸苦を訴えることもある
⑤統合失調症では，早期発見と早期介入が予後を左右する
⑥神経認知障害では，アルツハイマー病，脳血管性認知症，レビー小体型認知症の順に頻度が高いが，合併している場合も少なくない

3章

かしこい照会状の書き方・診療情報提供書の読み方

1 照会状のポイント

　この章では，歯科医師からの医科への照会状と医科からの返信の実例をあげて，それぞれのポイントを解説していきます．

　2章でご説明した疾患の大半は単独で治療するよりも合併していることが多いのはいうまでもありません．これらの実例を参考にしていただければ，ほとんどのケースに対応できるはずです．

　また，照会状は歯科治療についてあまりなじみのない医科の医師に，いかに歯科治療の概要を簡潔に伝えるかがカギとなりますので，参考にしていただければ幸いです．

　本書で扱う照会状のサンプルは右のページに示します．また，併せて診療情報提供書のサンプルも示します．照会状のうち，疾患に関わらない部分についてのポイントは以下に説明します．

①紹介先医療機関名　→照会状の送り先となる医療機関名を記します．主治医がわからない場合，「〇〇科　御担当医　御侍史」という形での記述も一般的です．

②照会元医療機関名　→照会元の医療機関名（本書の場合は歯科医院名）を記載します．電話で返答がある場合もありますので，いつも連絡の取れる電話番号などを記載することも重要です．

③患者情報　→患者の情報を記載します．照会先の情報と食い違いが発生しないよう，保険証などを元に記載すると確実です．

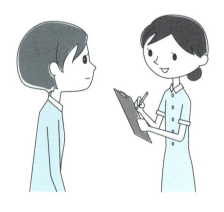

照会状

① ●照会先医療機関名
神奈川歯科大学附属横浜クリニック　内科
内科診療科長　栗橋　健夫　先生　御侍史

② ●照会元医療機関名
（医）健聖会　くりはし歯科　本院
〒177-0000　東京都練馬区○町南1-1-1
TEL12-3456-7890
歯科医師　医歯薬　太郎

年/　月/　日

③
患者氏名		性別	男性　／　女性
患者住所	〒	電話番号 連絡先	
生年月日	年　　　月　　　日（　　　歳）	職業	

当科における主訴	
当科における傷病名	
医科傷病名	
既往歴	
家族歴	

照会目的	

当院での治療経過および今後の予定	

●今後の処置予定（投薬など）

1　照会状のポイント

診療情報提供書

●照会先医療機関名
　（医）健聖会　くりはし歯科　本院
　〒177-0000　東京都練馬区〇町南1-1-1
　TEL12-3456-7890
　歯科医師　医歯薬　太郎　先生　御侍史

●照会元医療機関名
神奈川歯科大学附属横浜クリニック　内科
内科診療科長　栗橋　健夫

年/　　月/　　日

患者氏名		性別	男性　/　女性
患者住所	〒	電話番号 連絡先	
生年月日	年　　月　　日（　　歳）	職業	
当科傷病名			

●照会に対する回答

●当科における今後の処置

●今後の投薬予定など

※医療機関によって書式も異なりますので，この書類は一例です．

歯科医師こそがプライマリ・ケア医‼ ～オッカムか，ヒッカムか？～

　内科臨床診断において，最近よく言われている温故知新的な格言に，「オッカムの剃刀：Occam's Razor」と「ヒッカムの格言：Hickham's dictum」があります．患者さんは，さまざまな疾患で同じような症状を訴えてきます．逆にいえば，1つの症状のなかに複数の疾患が潜んでいる可能性もあり，最初に診断がついた疾患を治療しても症状があまり改善しない場合は，他の疾患を見落としている可能性もあります．もし，それが致死的な疾患であれば，事態は深刻です．そのために，いわゆるレッドフラッグサイン（致命的疾患の徴候）をしっかりと把握しておかなければいけません．さりとて，むやみに鑑別診断を羅列するのも意味がありません．そこで，原則論として，50歳未満の若年層では「オッカムの剃刀：Occam's Razor」＝「いろいろな症状があっても原因は1つである」が適応されます．たいていのことは，剃刀のように切れ味よく，一元論で説明ができることが多いようです．

　逆に，50歳以上では「ヒッカムの格言：Hickham's dictum」＝「1つの疾患だけにかかっているとは限らない」が適応されます．高齢者では，複数の疾患に同時に罹患しているが，気がついていないケースもあるため，歯科医師がプライマリ・ケア医としての役目を果たす必要があるわけです．

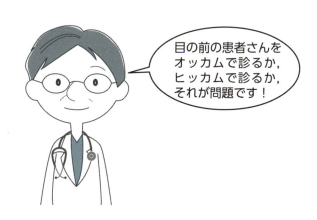

実例でわかる賢い照会状の書き方・診療情報提供書の読み方

Case 1　52歳, 男性：糖尿病と高血圧がある患者へのインプラント処置

● 照会状

当科における主訴	両側の奥歯の咬合痛
当科における傷病名	辺縁性歯周組織炎, 両側大臼歯部の慢性化膿性歯根膜炎
医科傷病名	2型糖尿病, 高血圧症
既往歴	6歳前後まで小児喘息, 28歳で腰部椎間板ヘルニア
家族歴	母親：糖尿病性腎症にて透析中. 兄：糖尿病
照会目的	平素より大変お世話になっております. 貴院にて高血圧, ①糖尿病の治療中とのことでお尋ねいたします. ご本人のお話ではここ半年ぐらいで減量に成功し, 血糖値はBOTにて安定して, また血圧もARBと利尿薬にて安定しているとのことでした. 当科的には歯周病が糖尿病の増悪因子になりえることをご説明したところ, 両側下顎大臼歯部の抜歯後に純チタン製インプラントを2本ずつ植立することになりました. 貴科的に手術は可能でしょうか？　また, 術前・術後に注意すべき点がありましたら, お知らせください. ●症状および検査結果 　●月■日に両側下顎大臼歯の動揺と痛みで来院されました. X-P上で歯周病が全体的に進行していることが認められ, 排膿箇所もありました.
当院での治療経過および今後の予定	歯石除去とブラッシング指導を中心に初期治療を行いましたが, 同部の抜歯が必要です. さらに後日, 両側大臼歯部に純チタン製インプラントを2本ずつ植立する予定です. 左右の抜歯およびインプラント植立はそれぞれべつの日に施行します. 抜歯に際しては, 局所麻酔は歯科用2%キシロカイン1.8mlカートリッジ（アドレナリン0.0225mg含有）2本使用して, 歯肉から浸潤麻酔します. ② 　インプラント治療の外科処置は下顎骨を切削し, 下顎骨に埋まっている親知らずを抜歯する程度の手術です. つまり, 局所麻酔下にまず歯肉を観血的に剥離します. 次に少し下顎骨を削り, さらに埋まっている歯を削って抜歯します. 最後に, 剥離した歯肉を元の位置に戻して縫合します. これは親知らずを抜歯する際の処置ですが, インプラント治療もこの程度の観血処置を伴なう手術です. 　したがいまして, 術後約2日前後は摂食がやや困難となり, 流動食程度になる可能性もございますので, シックデイ対策などのご指導をしていただければ, 幸いです. ③ ●今後の処置予定（投薬など） 手術は午後のため, 当日の朝より抗菌薬を内服していただきます. フロモックス100mg　3T3X　5〜7TD ボルタレン25mg　2T　頓用　6回分

①紹介目的のなかで, 歯科医師がある程度, 病態と治療を把握していることを伝えておくと良い！
②歯科用キシロカイン®はアドレナリン（エピネフリン）含有であることをはっきり伝える！
③あらかじめ, 摂食困難が予測される場合はシックデイ対策を依頼しておく！

●診療情報提供書

●照会に対する回答
　こちらこそ，お世話になります．現在，糖尿病のコントロールは持効型インスリン　トレシーバを就寝前に18単位・1回打ちと，経口糖尿病薬にて，HbA1c 6.3％　空腹時血糖110～145mg/dL前後と安定しています．血圧も朝夕130～138/78～85mmHgと安定しています．現在の状態では，歯科治療は通常どおり可能かと考えます．①インプラント治療後に2日前後，摂食が困難になるかもしれないと本人からも伺いました．手術の前日から2日間，就寝前の持効型インスリンを10単位に減量し，昼のメトホルミン500mgとベイスン3錠分3毎食直前を休薬していただくように指示しました．また，術後の状態で，通常の8割程度の摂食が可能になり次第，通常どおりに戻していただきます．歯周病対策は糖尿病コントロールの観点から大変重要ですので，こちらこそよろしくお願い申し上げます．

●当科における今後の処置

●今後の投薬予定など
エクメットHD配合錠（ビルダグリプチン50mg/メトホルミン500mg）　2錠分2朝夕食後
メトホルミン500mg　1錠　分1　昼食後
ボグリボースOD 0.3mg　3錠　分3　毎食直前
ミコンビBP　1錠　分1　朝食後
アムロジピン5mg　1錠　分1　夕食後
アトルバスタチン10mg　1錠　分1　夕食後
トレシーバ　持効型インスリン　18単位　就寝前　自己注射

①シックデイ時の具体的な対策をもらい，治療を有利にする！

Case 2 78歳,男性:心房細動,心筋梗塞(ステント留置後)の患者への歯周外科治療

●照会状

当科における主訴	下顎奥歯の歯肉出血と口臭
当科における傷病名	辺縁性歯周組織炎,下顎両側大臼歯部の慢性化膿性歯根膜炎
医科傷病名	高血圧,高コレステロール血症,慢性心不全,心房細動
既往歴	58歳:狭心症,高血圧.64歳:高コレステロール血症.66歳:心房細動
家族歴	兄:急性心筋梗塞で67歳で永眠
照会目的	平素より大変お世話になっております.貴院にて上記ご加療中とのことでお尋ねいたします.①ご本人のお話では,心筋梗塞の発作を起こしたことを契機に内科を受診し,また,高血圧の治療を開始してからは,心臓の発作は起こしていないそうです.また血圧も現在安定しているとのことでした.当科的には歯周病が進行しているため,浸潤麻酔下に歯肉を剥離して,観血的な歯石除去などの歯周外科処置が必要です.②貴科的に手術は可能でしょうか? また,術前術後に注意すべき点がありましたら,お知らせください. ●症状および検査結果 　●月▲日に両側下顎臼歯部の動揺と痛みで来院されました.X-P 上で歯周病が全体的に進行していることが認められ,排膿や出血している箇所もありました.
当院での治療経過および今後の予定	歯石除去とブラッシング指導を中心に初期治療を行いましたが,両側下顎の歯周外科処置が必要です.③局所麻酔は歯科用2%キシロカイン1.8 mL カートリッジ(エピネフリン0.0225 mg含有)1〜2本使用して,歯肉から浸潤麻酔します. 　局所浸潤麻酔下にまず,歯肉を観血的に剥離します.次に,直視下に歯冠および歯根部の歯石を除去し,歯根部を丁寧にスケーラーという専用の器具で清掃し,研磨材にて機械的に磨きます.その後,生理食塩水にて洗浄後歯肉側の不良肉芽を除去し,歯肉弁を尖刀にて整形します.最後に,剥離した歯肉を元の位置に戻して縫合し,サージカルパックという歯科用軟性セメントで1週間後の抜糸まで覆いますので,出血はほとんどありません.抜歯ではなく,創面は基本的に歯肉組織のみですので,パックなしでも出血は正常ではごく少量で,小臼歯部や前歯部の1〜2本の抜歯程度です.通常は左右片側ずつ(臼歯部は4本,前歯部は6本)処置を行います. ●今後の処置予定(投薬など) 　④手術は午後のため,当日の朝より抗菌薬を内服していただきます. 　サワシリン250 mg　3 C 3 X　3 TD 　ボルタレン25 mg　2 T　頓用　3回分

① 歯科医師が病態,治療を理解していることを示す
② 歯周外科処置が必要な経緯も説明しておくこと!
③ 歯科用キシロカイン®はアドレナリン含有であることははっきりと伝える
④ 腎機能低下や他の薬剤との相互作用やNASIDsの重複処方を避けるために,処方予定の薬剤ははっきりと伝える

● 診療情報提供書

当科傷病名	慢性心不全，心房細動，陳旧性心筋梗塞（ステント留置後），高血圧，高コレステロール血症，陳旧性ラクナ梗塞

● 照会に対する回答

　こちらこそ大変お世話になります．約3年前に胸痛発作にて受診されて，急性心筋梗塞のためDESステント留置しています．未治療の高血圧と心房細動に対しての抗凝固療法も開始されました．現在は血圧コントロールも良好で歯科治療は問題ありませんが，バイアスピリン100 mgとイグザレルト15 mg内服中です．抗血小板薬と抗凝固薬は止血が確認できる口腔内手術では休薬せずに治療をお願いします．また，心機能は正常ですが大動脈弁狭窄症が中等度ありますので，念のため観血処置前には感染性心内膜炎予防のため抗菌薬の術前内服として1時間前にアモキシシリン2gをお願い致します．②

● 当科における今後の処置

－－－－－－－－－－－－－－－－－－－－－－－－－－－－－－－－－－
● 今後の投薬予定など

カンデサルタン4 mg	1錠	分1	朝食後	カルベジロール2.5 mg	2錠	分2	朝夕食後
ロスバスタチン5 mg	1錠	分1	夕食後	イグザレルト15 mg	1錠	分1	朝食後
バイアスピリン100 mg	1錠	分1	朝食後	ランソプラゾールOD 15 mg	1錠	分1	朝食後

①高齢者では，本人が理解していなかったり，忘れている合併症があることがしばしばあるので，要注意！
②歯科観血処置が感染性心内膜炎などの原因にならないように，歯科医科連携する！

Case 3 46歳, 女性：気管支喘息・NSAIDs過敏喘息（アスピリン喘息）患者への埋伏智歯の抜歯

●照会状

当科における主訴	右下智歯の歯肉腫脹と痛み
当科における傷病名	右下水平埋伏智歯の抜歯希望
医科傷病名	気管支喘息　慢性副鼻腔炎　アスピリン不耐症
既往歴	小児期から気管支喘息，43歳で右上顎洞炎および鼻ポリープの内視鏡手術．アレルギー歴としてバファリンで呼吸苦の既往あり．エビや甲殻類で蕁麻疹と呼吸苦
家族歴	母親および妹が気管支喘息
照会目的	平素より大変お世話になっております．貴院にて上記ご加療中とのことでお尋ねいたします．小児喘息の既往があり，成人してからも治療を中断すると気管支喘息の発作を繰り返していたそうですが，現在はICS/LABAの定時吸入とLTRA内服にてコントロール良好と本人がおっしゃっています．過去にバファリン内服にて呼吸苦が生じて以来，解熱鎮痛薬を内服しないようにしているとのことですが，慢性副鼻腔炎と鼻ポリープの手術歴があるとのことで，いわゆるアスピリン喘息でしょうか．以前より智歯周囲炎を繰り返すため，比較的喘息症状の落ち着いている夏に抜歯を希望されています． ●症状および検査結果 　X-PおよびCTにて右下水平埋伏智歯を認めますが，歯根先端は下歯槽管をまたいでいます．現在，疼痛はありませんが，抜歯が必要です．
当院での治療経過および今後の予定	局所麻酔は歯科用2%キシロカイン1.8mLカートリッジ（アドレナリン0.0225mg含有）1〜2本使用して，歯肉から浸潤麻酔します． 　抜歯は，局所麻酔下にまず歯肉を観血的に剥離します．次に，少し下顎骨を削り，下歯槽神経本管を歯根がまたぐためさらに埋まっている歯を削って分割して抜歯します．術野の確保のためやや広めに切開します．最後に，剥離した歯肉を元の位置に戻して縫合します．抜歯後の疼痛が予測されますので，疼痛コントロールにはアセトアミノフェン200mg1回2錠を頓服で処方する予定ですが，可能でしょうか．また，気管支喘息の最近のコントロールの状況はいかがでしょうか．夏季には比較的喘息発作の経験がないと本人の希望で，8月初旬に抜歯を予定しております．貴科的に注意すべき所見など，ございましたら，ご教示いただければ幸いです．どうぞよろしくお願いいたします． ●今後の処置予定（投薬など） サワシリン250mg　3C3×　3TD カロナール200mg　2T　1×　疼痛時　6時間あけて6回分

① 歯科医師が病態，治療を理解していることを示す
② 喘息患者で中年女性および鼻ポリープの既往はアスピリン喘息のハイリスク群
③ 歯科用キシロカイン®はアドレナリン含有であることはっきりと伝える

● 診療情報提供書

● 照会に対する回答

　平素より大変，お世話になります．ご指摘のとおり，NSAIDs過敏喘息を伴う気管支喘息です．治療の継続と中断を繰り返していましたが，2年前に気管支喘息発作による入院を契機に，治療の継続をしており，現在はFeNO22〜34 ppb1とコントロールは良好です．また，夏の時期は自覚症状も少なく貴科的治療には有利かと存じます．アスピリンを含むNSAIDsは不耐症ですので，アセトアミノフェンの処方をお勧めします．
　日頃，発作時のレリーバーとして，メプチンエアー（発作時1回2吸入）を持ち歩くように指導していますが，抜歯当日は，念のため持参するように再度ご指示ください．①

● 当科における今後の処置

　耳鼻科でも慢性副鼻腔炎の治療を継続するように指導していきます．

● 今後の投薬予定など

レルベア200　1日1回　夕方　1吸入　　　　ムコダイン500mg　3錠　分3　毎食後
モンテルカスト10mg　1錠　就寝前　　　　　メプチンエアー10μg　発作時　1回2吸入　6時間あけて

①喘息発作時の具体的な指示をもらい，治療をしやすくする！

Case 4 81歳，女性：脳梗塞後遺症，認知症，甲状腺機能低下症の患者に対する根管治療および膿瘍切開

●照会状

当科における主訴	左上前歯の痛みと腫脹
当科における傷病名	左上中切歯急性化膿性歯根膜炎
医科傷病名	脳梗塞後遺症，甲状腺機能低下症，高コレステロール血症
既往歴	58歳：橋本病にて治療開始，高コレステロール血症を指摘．78歳：脳梗塞にて入院とリハビリ
家族歴	特記事項なし

照会目的	平素より大変お世話になっております．介護施設に入所されて貴院にて上記加療中とのことでお尋ねいたします．1週間前より，左上中切歯の歯肉が腫れて痛いと家族とともに来院されました．同部からの感染により膿瘍形成を認めるため，感染根管処置と切開排膿を要します．ご家族のお話では左上下肢の筋力低下と軽度拘縮はあるものの，食欲はあり，今回のエピソードがあるまでは咀嚼や嚥下には問題がなかったそうです．血液をサラサラにするお薬を内服されていることで，今回の歯科処置を心配されています．上顎の正中部ですので，歯科観血処置後の止血確認や圧迫止血もしやすいため，貴院で処方中の抗血小板薬も休薬は要しませんが，治療に際しまして，注意すべき点など，ご教示いただければ幸いです．① ●症状および検査結果 　左上中切歯の変色と咬合痛を認めました．X-P上，同部の歯根の先端に骨吸収像が見られ，膿瘍形成および排膿を認めました．
当院での治療経過および今後の予定	初診時に，歯肉腫脹の範囲が比較的広範囲のため，レボフロキサシン500 mg 1T1X を5日間とアセトアミノフェン200 mg 2T1X 頓用　6回分を処方いたしました．腫脹と排膿は改善しましたが，咬合による痛みは改善しないため，歯科用2%キシロカイン 1.8 mL カートリッジ（アドレナリン0.0225 mg含有）1本使用して，歯肉から浸潤麻酔して，膿瘍切開後に鋭匙にて歯根先端を掻把後に，感染根管処置（歯の裏側から切削して歯根内の感染歯髄を除去清掃）を施行します．術後にもレボフロキサシン500 mg 1T1 を5日間とアセトアミノフェン200 mg 2T1 頓用 6回分を処方します．② ●今後の処置予定（投薬など）

①歯科処置では原則として抗血小板薬の休薬はしない
②歯科治療をわかりやすく説明する

●診療情報提供書

●照会に対する回答

　平素より大変お世話になっております．当科にて，甲状腺機能低下症（橋本病），脳梗塞後遺症，高コレステロール血症でフォロー中です．橋本病については，経過が長く発症当時は詳細不明ですが，現在は，チラーヂンＳ錠12.5μg 1錠　分1　朝食後で，甲状腺機能は正常範囲です．脳梗塞は，ラクナ梗塞が多発して片麻痺がありますが，動脈硬化性の脳梗塞が主体のため，抗血小板薬としてタケルダの処方とアトルバスタチン，エパデールの処方のみですので，休薬せず口腔内観血処置も可能かと存じます．
　また，血管性認知症と片麻痺のため施設入所中で誤嚥のリスクは高いため，口腔内の清潔を保つことが肺炎予防には大変重要ですので，どうぞよろしくお願いいたします．

●当科における今後の処置

●今後の投薬予定など

| チラーヂンＳ錠12.5μg | 1錠　分1　朝食後 | タケルダ | 1錠　分1　朝食後 |
| アトルバスタチン10mg | 1錠　分1　朝食後 | エパデールＳ600 | 3包　分3　毎食後 |

①甲状腺疾患は，ほとんどのケースで歯科治療に対する影響は少ない！

Case 5 48歳,男性:血液透析と抜歯

●照会状

当科における 主訴	右下奥歯の痛み
当科における 傷病名	右下第二小臼歯歯根破折
医科傷病名	高血圧症　慢性腎不全(血液透析中)
既往歴	22歳,尿蛋白を指摘されるも放置.38歳,高血圧の治療を開始するも尿蛋白持続,40歳,糸球体硬化症にて血液透析導入.アレルギー歴はなし
家族歴	父親が糖尿病

照会目的	平素より大変お世話になっております.貴院にて上記ご加療中とのことでお尋ねいたします.右下第二小臼歯歯根破折のため,抜歯が必要です.現在,火木土の午前に週3回の血液透析中とのことですので,抜歯後に次回の血液透析までに中2日ある日に施行するのが望ましいと考えます.可能であれば火曜日に抜歯をしたく考えています.抜歯の週に透析日の変更が可能でしたら,月・木・土への変更をご検討いただけますでしょうか? ① ●症状および検査結果 　10日前に,食事中に右下奥歯に痛みを自覚し,徐々に痛みが強くなり来院されました.X-P上,右下第二小臼歯歯根破折を認め抜歯が必要です.
当院での治療 経過および 今後の予定	局所麻酔は歯科用2%キシロカイン1.8 mL カートリッジ(アドレナリン0.0225 mg含有)1〜2本使用して,歯肉から浸潤麻酔します. 　歯根が縦に破折していますが,歯槽骨の中で歯牙の破折片が残るため,抜歯は同部の歯肉を剥離後に一部,歯槽骨を切削して行います.抜歯後は歯槽骨整形をしてから歯肉を整復し,縫合します.血液透析に際しまして,ヘパリン使用中のため,抜歯後は止血用シーネを作製する予定ですが,低分子ヘパリンなどの使用は可能でしょうか.どうぞよろしくお願いいたします.また,透析に際しましては,抗菌薬の使用は減量し,抜歯の前日から内服していただく予定です. ②
	●今後の処置予定(投薬など) レボフロキサシン500 mg　1T1　抜歯前日の夕食後 以後, レボフロキサシン250 mg　1T1　夕食後　48時間ごとに2回分 カロナール200 mg　1T1　疼痛時　6回分

①透析日の変更を依頼して,出血のリスクを減らすのも一手!
②抗凝固薬の変更も可能か,打診する

●診療情報提供書

●照会に対する回答

　こちらこそ，大変お世話になります．当科にて，週3回の維持透析中です．透析中の経過は安定しており抜歯は可能です．現在，透析日は，火木土で施行していますが，抜歯は，透析日の翌朝で中2日の前日がよろしいかと存じます．抜歯の週は透析日を月木土へ変更いたしますので，火曜日の午前中に抜歯をお願いいたします．また，ご指摘のとおり低分子ヘパリンへの変更は可能ですので，抜歯後の木曜日の透析では念のためにて低分子ヘパリンにて透析を施行します．また，抗菌薬の減量も予定どおりでお願いいたします．

●当科における今後の処置

●今後の投薬予定など

オルメテックOD20mg　2錠　分1　朝食後　　アムロジピン5mg　2錠　分2　朝夕食後
フェブリク10mg　1錠　分1　朝食後　　　　リオナ250mg　6錠　分3　毎食直後
アミティーザ24μg　2カプセル　分2　朝夕食後　レグパラ75mg　1錠　分1　朝食後
ミルセラ150μg　1A　月1回　透析回路から静注

① 透析日の変更や低分子ヘパリンへの変更などは早めに連絡すると可能！
② 易感染性に対しての術前投与と透析時の抗菌薬の減量の確認

Case 6　23歳，女性：妊娠16週目での智歯周囲炎

●照会状

当科における主訴	右下智歯の歯肉腫脹と疼痛
当科における傷病名	智歯周囲炎
医科傷病名	妊娠19週
既往歴	なし
家族歴	母が糖尿病にてインスリン治療中
照会目的	平素より大変お世話になっております．貴院にて上記の加療中とのことでお尋ねいたします．3日前から右下奥歯の歯肉腫脹と痛みを自覚，うがいなどで改善せずに受診されました． ●症状および検査結果 　右下第二大臼歯の後方に智歯が水平に倒れて存在しますが，歯肉の一部に腫脹と発赤を認め，智歯周囲炎となっています．
当院での治療経過および今後の予定	本日は，歯科用スケーラーにて内部の食渣除去および排膿と洗浄のみを局所麻酔をせずに軽く行いました．妊娠19週とのことですので，アモキシシリン250mg　3C　3×3日間にて消炎を図り，カロナール200mg　2T1X　6回分を処方いたしました．歯肉の腫脹が改善しない場合は再燃の可能性もあるため，後日，局所麻酔下に電気メスにて歯肉整形を施行するかもしれません．投薬の注意点および貴科的に中止すべき所見がございましたら，ご教示いただければ幸いです．どうぞよろしくお願いいたします．① -------- ●今後の処置予定（投薬など）

① 場合によっては，投薬そのものを産婦人科へ依頼するのも一手！

●診療情報提供書

●照会に対する回答

平素より大変お世話になっております．当院で妊娠経過を拝見しています．現在，母児ともに健康で良好に経過していますが，血糖値がやや高めに経過しています．智歯周囲炎にも影響があったと考えられます．妊娠16週を過ぎていますので歯科での処置および貴科での処方内容や投薬は問題ないと存じます．①
家族歴として，母親が30代前半から糖尿病で現在インスリン導入されていますので，妊娠を契機に糖尿病が発症する可能性もあります．妊娠後半に血糖値が再び上昇する可能性も高く，歯科処置や口腔内の衛生状態の重要性を本人にもご説明させていただきましたので，どうぞよろしくお願いいたします．②

①妊娠中に内科的合併症（糖尿病など）が併発することもあり得る！
②妊娠中の糖尿病発症により，智歯周囲炎は比較的多い合併症と心得る．

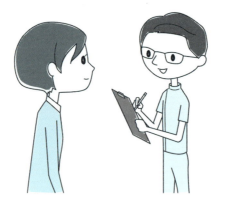

4章

歯科医院での救急対応の実際と診療情報提供書

1　どこからが救急なのか？…日頃から意識するポイント

　歯科医院での日常診療において，どこからが「救急」として対応しなくてはいけないのかを日頃から意識しておかなければ，初期対応で大きく出遅れてしまい，気がつくと患者さんが危険な状況に追い込まれているかもしれません．本章では，実際に診療中に遭遇するパターンを整理しておきますので，勤務医やスタッフとともに救急対応の基本方針を決定してマニュアル化する際に参考にしていただければ幸いです．
　まず，表1の状況に気づくことが重要です．

2　バイタルサイン…バイタルの逆転とは？

　急変時対応はまずバイタルサインの確認と経時的変化の把握および記録から開始します．救急搬送や他院へ紹介する場合も，医療人としてのコミュニケーションツールであるバイタルサインの記録を伝えることが基本です．
　バイタルサインについては血圧，脈拍，呼吸数，体温の4項目は必須です．特に呼吸器症状を伴う場合は，呼吸数の把握は大切です．1分間あたりの呼吸数は，患者の胸郭の動きを15秒間数えて4倍するのが実践的で，おおむね12～20回/分が正常範囲と覚えておきましょう．

1 ― ショックバイタルに強くなる！

　主要臓器循環障害を伴う低血圧を「ショック」と呼びます．一般的に収縮期血圧90mmHg以下を指すことが多いのですが，普段から高血圧の患者では180mmHg→110mmHgとなった場合でもショックとなり得ることがありますので，観血的歯科治療や高齢者の歯科診療では，局所麻酔の前に血圧を測定しておくことが重要です．ショックの定義を表2で復習しておきましょう．
　ショック時のバイタルサインを「ショックバイタル」ともいいます．脈拍数よりも収縮期血圧が高いのが通常のバイタルサインですが，「脈拍数＞収縮期血圧」を「バイタルの逆転」と呼び，バイタルの逆転に主要臓器循環障害を伴えばショックとなります．すぐさま，気分不良，意識障害，冷汗などをチェックしなければなりません．歯科治療中では患者を水平位とすることが多く，様子がおかしく

表1　気をつけたい異変

- いつもと様子が違う
- さっきまでと様子が違う
- 局所麻酔後に様子が変化した
- 抗菌薬，解熱鎮痛剤などを内服して数十分後に，顔面浮腫，蕁麻疹，呼吸苦が発生した（アナフィラキシーを疑う症状）
- 診療中，急に胸痛，動悸を自覚した（循環器疾患を疑う症状）
- 処置中に，喘鳴を伴う呼吸苦が発生した（気管支喘息などの呼吸器疾患を疑う症状）
- 意識が遠くなって，やがて消失，失神（意識消失）
- 嘔気を伴う激しい頭痛やめまい，片側の手足が動かしにくい，呂律が回らない，失禁する（脳血管障害を疑う症状）
- 動悸や冷汗を自覚後に，めまいや意識の変容と不審な行動（低血糖発作を疑う症状）
- 急変後に意識障害と呼吸停止（心肺停止を疑う状況）

表2 ショックの定義

大項目（血圧の低下）	収縮期血圧90mmHg未満または通常の血圧より **30mmHg以上の血圧下降**
小項目（3項目以上を満たす）	・心拍数100回/分以上 ・微弱な脈拍 ・爪床の毛細血管の再充満時間の遅延（圧迫解除後2秒以上） ・意識障害（JCS2桁以上またはGCS10点以下），不穏，興奮状態 ・乏尿・無尿（0.5ml/kg/hr以下） ・皮膚蒼白と冷汗，または39℃以上の発熱（感染性ショックの場合）

頻脈の場合，血圧低下を見逃しやすいので要注意です．診療中に患者さんのポジションを必要以上に水平位やそれ以上倒して下肢を心臓より高くしてしまうと血圧がショック時に低下しにくく，ショックを見逃しやすいので，かえって危険です．ショックを疑ったら，まず座位にしてから間をおいて血圧測定してショックバイタルを見逃さないようにしましょう．

3 失神と意識障害，てんかん[1〜8]
syncope, loss of conciousness, epilepsy

　歯科医院における急変で比較的よく遭遇するのが，「失神」です．失神については，はっきりとした定義を覚えている人が意外と少ない印象があります．失神とは「さまざまな原因で血圧が低下して脳全体が虚血に陥ることで発生し，数秒から1〜2分の短時間で意識が自然に完全に回復する一過性の意識障害」のことをいいます．当然，姿勢が保持できなくなりますので，座位以外では崩れ落ちるようにしゃがみこんでしまうか，転倒してしまいます．

　基本的には失神では速やかに意識が清明になりますので，もし全くいつものどおりに戻らなくて，意識変容がみられ意識が清明にならなければ，「意識障害」を考えなければいけません．意識障害では，特に低血糖発作の場合は失神と間違えやすいので，簡易血糖測定を躊躇しないことが大切です．

　てんかんとは脳の神経細胞の過剰な異常興奮により生じる，意識障害やけいれんなどの症状を呈する発作のことです．通常，てんかん発作は慢性的に反復して起きる慢性疾患で，有病率は1,000人に8人と高く，わが国では100万人の患者がいるといわれていますが，そのうち約30万人が高齢者です．

　てんかんは脳波検査により，てんかん放電が脳の一部から起始する部分発作と，両側半球からてんかん放電が起始する全般発作に大別されます．また，病因から分別すると，はっきりとした病変がなく，素因や体質から起こる特発性てんかんと，脳病変（出血や梗塞）や外傷などの原因がある症候性てんかんに分かれますので，組み合わせで4類型に分類されます．

　治療は，脳内の神経細胞の過剰な電気活動を抑制する抗てんかん薬を使用します．イオンチャネルや神経伝達物質を有効に作用させるためには，脳内に一定の薬物濃度を維持する必要があり，発作の型に合ったものを選択し，副作用のプロフィールにも配慮する必要があります．2年以上薬物療法を続けてもてんかん発作がある場合は，外科治療の適応があるかを検討します．歯科診療開始時にてんかんの既往や治療歴の詳細を把握しておくことが重要です．

　失神は，日本循環器学会の『失神の診断・治療ガイドライン2012年改訂版』[9]においては次の3つに分類されています．

表3 失神とてんかんの鑑別

・舌咬傷：＋2
・発作後の混迷：＋1
・精神的ストレスによる意識消失：＋1
・発作前のデジャブ：＋1
・発作中に頭部を一側へ向ける：＋1
・異常な行動（不自然な姿勢，四肢の運動，発作の健忘）：＋1
・浮遊感の発作：－2
・失神前発作（失神しそうな感覚）：－2
・長時間の立位での意識消失：－2
合計1点以上で，てんかんの可能性あり．

(McKeon A, et al. Lancet Neurol. 2006；5 (2)：171-80. より)[6]

①**起立性低血圧による失神**：起立時に血圧が低下してその結果として失神するもので，立位で収縮期血圧が20 mmHg以上低下もしくは脈拍が30/分以上増加します．背景には脱水だけでなく出血もあることを念頭に置いておきます．

②**反射性（神経介在性）失神**：悪心や冷汗などの前駆症状を伴うことが多く，比較的に緩徐に進行するので，防御動作をとりやすく外傷は起こりにくいのも特徴です．感情，ストレスや疼痛で起こる迷走神経反射失神は歯科治療の際によく起きます．また，咳嗽，くしゃみ，食後，排尿，排便後の失神などの状況失神もこのなかに分類されます．

③**心原性（心血管性）失神**：一過性に脳の血流が完全に断たれるので，誘因もなく突然倒れるのが特徴です．防御動作がとれずに，頭部外傷をきたすこともあります．随伴症状としては，胸痛や動悸を伴うこともあり，心室細動ではけいれんを伴うことあります．心原性失神では意識が速やかに戻りますが，てんかんでは意識は速やかには戻らず，朦朧としています．

この他には脳血管性の失神もありますが，注意すべきことは，一過性脳虚血発作の頻度は低く，失神を伴う頭痛ではクモ膜下出血を見逃さないことです．クモ膜下出血では初期の軽微な意識障害（失神の経過をとる）を見逃さなければ救命につながるからです．

最後に，失神とてんかんの鑑別すべき点を**表3**[6]に挙げます．

初期対応の基礎…備えあれば憂いなし

歯科医院において，実際に患者さんの意識レベルの低下や急変が生じた際は，以下の2点を念頭に置きます．

・**主要臓器循環障害を伴う低血圧に対して，血行動態の回復を速やかに図る**
・**血行動態の破綻はすなわち低酸素血症を意味する**

また，次の順で対応をします．

①体位の確保と酸素投与…時系列で記録をスタート
　→チェアを水平位にして酸素を投与（後述の**見出し1**を参照）
②静脈路の確保と緊急輸液療法（volume resuscitation）
　→静脈路を確保して細胞外液を輸液
③場合により，カテコラミン，グルコース，ステロイドを投与

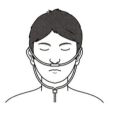
①鼻カヌラ（肺気腫や心不全に対し，酸素カートや在宅でもよく使われている）

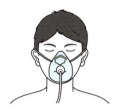
②酸素マスク（シンプルマスクといわれることもあり，歯科医院などに常備されているものはほとんどこれ）

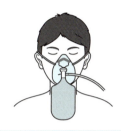
③リザーバー付きマスク（呼吸状態が悪く，高濃度酸素が必要な時に使用）

図1 吸入デバイスの種類

表4 吸入デバイスの種類による酸素濃度の違い

鼻腔カヌラ		酸素マスク		リザーバー付きマスク	
酸素流量	FiO_2 (%)	酸素流量	FiO_2 (%)	酸素流量	FiO_2 (%)
1	24	5	40	6	60
2	28	6	50	7	70
3	32	7	60	8	80
4	36	8	70	9	90
5	40	9	80	10	99

鼻カヌラ：酸素流量が1L増えると酸素濃度が4％上昇
酸素マスク：酸素濃度は［酸素流量(L)－1］×10(%)
リザーバー付マスク：酸素流量(L)×10(%)

→**見出し2，4**を参照
④ショック状態が回復しない，意識レベルが低下したままなら救急車を要請
　→10～15分間で回復しなければ救急車を要請
⑤心肺停止時には一次救命処置（BLS）の開始，AEDの適応，グルコン酸カルシウム（カルチコール®），カテコラミンの投与

以下に項目別のポイントを解説します．

1 ── 意外に知らない酸素投与の実際…酸素マスクは5L/分から開始すべし!!

　麻酔科などで全身麻酔に従事していなければ，酸素の投与法は意外と知らないと思いますので，ここで酸素投与の理論に基づきまとめます．
　酸素吸入のデバイスは**図1**のように大きく分けると3種類あります．また，各デバイスにおける酸素流量に対しての酸素吸入濃度の理論値は**表4**のようになります．
　酸素マスクにおいて酸素流量を4L以下にすると呼気CO_2の蓄積により酸素濃度（FiO_2）が室内空気以下になる可能性があり，リザーバー付きマスクの場合は5L以下で酸素濃度が室内空気以下になってしまう可能性があります．用量を間違えると，かえって低酸素状態になることを忘れてはいけません．

また，肺気腫を代表とする慢性呼吸不全患者への高濃度酸素の長時間吸入の為害作用に関しては，急変時の15〜60分間の吸入では原則として考慮する必要はありません．酸素マスクは5L/分，リザーバー付きマスクは6L/分で開始しますが，心配であれば鼻カヌラ1〜2L/分を勧めます．

2 — アナフィラキシーショックへの対応[10]

アナフィラキシーとは，アレルゲンの侵入により複数臓器に全身性にアレルギー症状が惹起され，生命に危機を与え得る過敏反応のことです．アナフィラキシーとなると全身の血管が拡張して組織が腫れ上がってしまい，死に至る場合もあります．アナフィラキシーによって死に至る時間は，アナフィラキシーの原因物質の投入ルートが静注では約5分，昆虫などの刺傷では約15分，食物摂取では約30分程度とされており，アナフィラキシー発生後，速やかに対応しなければなりません．

アナフィラキシーを疑った場合と気管支喘息の重積発作が改善しない場合，アドレナリン0.1mg/mLを投与します．分量は成人0.3mL，小児0.15mLで，大腿部側面中央に筋注します．アドレナリンの皮下注射は吸収が約15分かかるうえに，循環動態が悪ければさらに血中濃度が不安定なため推奨されません．また，経静脈投与も心肺停止や心肺停止に近い状態以外では，不整脈，高血圧などの有害作用のため推奨されません．詳しくは，日本アレルギー学会のアナフィラキシーガイドライン[10]などをご参照ください．

3 — 胸痛時には？

過去に胸痛発作や狭心症，心筋梗塞などの虚血性心疾患の既往があれば，ニトログリセリン（ニトロペン®）1錠の舌下投与をしてゆっくりと溶かしてもらいます．数分で胸痛発作が軽快するならば，虚血性心疾患の可能性が高いので，救急搬送を要請します．その場合は酸素マスクによって酸素を5L/分を投与し，ルート確保も可能なら行いましょう．

また，高齢者では下顎の痛みで該当する歯がない場合も虚血性心疾患を疑い，内科へ紹介することも考慮してください．

4 — 歯科医院で準備しておくべき救急薬剤と使い方の実際

筆者が講演などで推奨している，歯科医院で備えておくべき救急薬剤一覧を表5に示します．各薬剤の使用目的と使用方法，さらに効果をまとめておきますので，参考にしてください．

5 — BLSについて…スピードが命！ 10秒以内で意識と呼吸を確認する！

BLSとは，一般市民が行うべきbasic life support（一次救命処置）の略称です．一次救命処置とは，急に倒れたり，窒息を起こした人に対して，その場に居合わせた人が，救急隊や医師に引き継ぐまでの間に行う応急手当のことです．歯科医院において，あるいは訪問歯科診療先などでBLSが必要になる場合があるかもしれません．医療者として，最低限の手順を押さえておくことは必要です．以下の①〜③は一般市民にも求められるBLSで，歯科医院であるなら④〜⑥も行いたい処置です．

①急に人が倒れるところに居合わせたらまずAEDと救急車を要請し，呼吸を確認する（意識と呼吸は10秒以内に確認）
②呼吸が異常か停止しているようであれば，直ちに胸骨圧迫を行う（人工呼吸ができるなら行う）

表5 歯科医院で準備しておくべき救急薬剤

薬剤名	使用目的	使用方法	効果
アミファーゲン20mL（グリチルリチン製剤）	薬疹や蕁麻疹	1Aを3分ぐらいかけてゆっくりと静注する	膨隆疹が改善する
硝酸イソソルビドテープ40mg	高血圧緊急症	胸壁や腹壁に1枚貼る	血圧を10〜20mmHg下げる（剥がすと約15分で効果消失）
ニトロペン舌下錠（ニトログリセリン）	狭心症，急性心筋梗塞	1錠を舌下でゆっくり溶かす（飲み込まない）	胸痛発作の改善もしくは消失
大塚糖液50% 20mLアンプル（ブドウ糖注射液）	低血糖発作の改善	20mL 1Aを直接，ゆっくりと静注（血管痛と血管抵抗がある程度感じられる速度で）	動悸，冷汗，見当識障害などの低血糖症状の改善
グルカゴンGノボ注射用1mg（グルカゴン製剤）	静脈確保のできないときの低血糖発作の改善	1Aを希釈液に溶かしたものを，筋注する	動悸，冷汗，見当識障害などの低血糖症状の改善
カルチコール注射液8.5%（グルカゴン酸カルシウム注射液）	高カリウム血症，心肺停止時の心保護	1Aをゆっくりと側管から静注後，輸液もしくは生食でフラッシュ	心拍再開がみられることがある
アドレナリン注0.1% 1mL	アナフィラキシーの改善	成人0.3mL（0.3mg），小児0.15mL（0.15mg）を大腿前外側中央部に筋注	約5分で効果発現し，10分でピーク，膨隆疹や呼吸苦などの改善をみる
心肺停止時のアドレナリン0.1% 1mL	心拍の再開	CPR時に，1ml全量を静脈ルートから静注，生食または輸液でフラッシュ	心拍の再開をみる
ソル・コーテフ注射用100mg（ヒドロコルチゾン）	気管支喘息発作の改善（レリーバー吸入無効時）	生食100mlに溶解後，30分かけて点滴 アスピリン喘息には禁忌	喘息発作の改善
プレドニン錠5mg（プレドニゾロン）	アスピリン喘息発作の第一選択	体重50Kgで40mg（8錠）直ちに内服	喘息症状の改善
ソリターT3号輸液 500ml	細胞外液を補充する	80mL/分でとりあえず開始する	脱水やショック時の血圧を維持する

③AEDが届いたら所定の使い方で解析し，指示に従う

　以上がBLS，以下は歯科医院で対応です．

④バイタルサイン確認（血圧，脈拍，呼吸数，体温）

⑤酸素吸入を行う．酸素はシンプルマスクなら5L/分，リザーバーマスクならば6L/分から

⑥アナフィラキシーの疑いや気管支喘息重積発作が改善しないならば，アドレナリン（ボスミン）0.1% 1mLアンプルを成人0.3mL（0.3mg）小児0.15mL（0.15mg）を大腿部側面中央に筋注するまでは行いたいところです．

5 歯科医院からの診療情報提供書の実例

　それでは，実際に筆者が歯科診療中において救急対応をした実例を2例あげておきますので，参考にしていただければ幸いです．

1 ― Case1　薬剤アレルギーへの対応

　70歳の女性が普通抜歯後に自宅で抗生物質を内服し，顔面の発赤や発疹などのアレルギー症状を自覚したため，歯科医院へ戻ってこられたケースです．歯科医院にとってはかかりつけの患者さんで，当該の抗生物質は過去に10回程度の短期内服をしていて，その際には副作用や薬剤アレルギーは全くなかった事例です．以下，症例の概要を時系列に説明していき，実際の診療情報提供書を例示します．薬剤アレルギーにおいて，過去の処方薬での無症状は安全を担保するものではないと経験させられた症例です．

患者
　高血圧と高コレステロール血症の治療を以前からしている70歳の女性．

経過
13：30　歯根破折している⌐6 に2％キシロカイン1.8mL（アドレナリン0.0225mg含有）を1本使用し，浸潤麻酔を施行．
13：40　浸潤麻酔が奏効していることを確認後に抜歯（3分程度で終了）し，止血用ガーゼを咬んでもらう．
14：15　止血を確認してから，処方薬を持ち帰り帰宅．

処方した薬剤
Rp）フロモックス100mg　3錠　分3　3日分
　　ロキソニン60mg　1回1錠　疼痛時　5回分　8時間あけて

15：00頃　帰宅して，指示どおりにフロモックス100mg 1錠を内服する．
15：15頃から　顔面の発赤と腫脹を自覚．さらに首にも皮疹のような膨隆が出現．
15：45　患者さんが，抗生物質内服後に様子がおかしいと直接来院される（事前に電話などなく，近所のため直来された）．薬剤アレルギーと考えられ，かつアナフィラキシーの疑いがある場合は，来院する前に電話連絡があったら，救急車を呼んで，直接，二次救急などの呼吸器管理可能な施設への誘導をすること！
BP138/86mmHg　脈拍88/分　体温36.5℃　呼吸数18〜20/分　SpO₂ 95％（room air）
意識状態は清明　顔面の発赤，腫脹と頸部から前胸部にかけての膨隆疹を認めた．
　さらに，息苦しくなってくる感じがするとのことだったので，アナフィラキシーと判断し，O₂鼻カヌラ3L/分にて酸素吸入を開始し，ソリタT-3　500mLにて静脈ルートを確保し，アドレナリ

(case1)

診療情報提供書

●診療情報提供先医療機関名

神奈川歯科大学附属横浜クリニック　内科
内科診療科長　栗橋　健夫　先生　御侍史

●診療情報提供元機関名

(医) 健聖会　くりはし歯科　本院
〒177-0000　東京都練馬区○町南1-1-1
TEL12-3456-7890
歯科医師　医歯薬　太郎

　　　　年／　　月／　　日

患者氏名	医歯薬　花子		性別	男性　／　⑨女性
患者住所	〒		電話番号 連絡先	
生年月日	1948年　6月　10日（70歳）		職業	

当科における主訴	抜歯後の抗生物質内服後の全身のかゆみと呼吸苦
当科における傷病名	左下第一大臼歯歯根破折
医科傷病名	アナフィラキシーの疑い，薬剤アレルギー
既往歴	45歳：高血圧症，52歳：高コレステロール血症．アレルギー歴なし，気管支喘息歴なし
家族歴	
診療情報	平素より大変お世話になっております．左下第一大臼歯が歯根破折のため，本日午後1時30分に，2%キシロカイン1.8mLカートリッジ（アドレナリン0.0225mg含有）1本にて浸潤麻酔後に抜歯いたしました．止血を確認後，帰宅し，午後3時頃にフロモックス100mg錠を1錠内服したそうですが，その約15分後から顔面の発赤と頸部のかゆみを自覚したそうです． 　午後3時45分に当院へ再来院されると，顔面の浮腫と頸部に薬疹のような皮疹が出現しており，本人は全身に広がっていくような感覚と，何となく息苦しい，と訴えていました．来院時のバイタルサインはBP138/86　HR88回/分　体温36.5℃　呼吸数18〜20回/分　SPO₂ 95% (room air)でした．フロモックス錠は，約1年前に内服歴があり，そのときは副作用がなかったとのことで今回処方しましたが，状況と経過から薬剤アレルギーによるアナフィラキシーの疑いと判断して，ソリタT3 500mLに静脈ルートを確保して，アドレナリン0.3mgを筋注しました．その後，呼吸苦と顔面の浮腫は改善してきましたが，アナフィラキシーショックへの移行の可能性もあるため，大変恐縮ですが，ご高診のほどよろしくお願い申し上げます． 　なお，今までは薬剤アレルギーの既往はなく，食物アレルギーもありません． ●最終バイタル BP134/78　HR64　体温36.5℃　呼吸数16回/分 SPO₂ 97〜98%（O₂ 3L/分　鼻カヌラ）

①歯科処置で何をしていた時に起きた症状なのかわかりやすく伝える
②アナフィラキシーを疑ったら入院経過観察が必要な場合もあるので入院可能な施設へ救急車で搬送
③急を要するときは，薬剤手帳に記載してある他科内服歴は省いて可

ン0.3mgを筋注.
16：10　呼吸苦は改善し，膨隆疹の著明な拡大は停止した.

　薬剤によるアナフィラキシーショックの疑いで，救急車を要請し，近所の大学病院の二次救急外来へ連絡のうえ搬送. アナフィラキシーショックの疑いで，経過観察目的の入院となった. その後は，特に症状増悪せず，抗ヒスタミン薬内服にて軽快して翌日退院した.

　後日，同病院のアレルギー外来で，フロモックスの薬剤活発性リンパ球刺激試験（LST）陽性で，アレルギーが確定した.

ポイント
- 急変時の照会状は，要点を絞って簡潔でOK.
- アナフィラキシーや薬剤アレルギーのときは，アレルギー歴や気管支喘息の有無がわかっていると医師は嬉しい.
- 今までに大丈夫だった薬剤でも油断は禁物.

2 ─ Case 2…下顎の痛みが主訴で該当歯がない場合の対応

　78歳の男性が下顎の痛みを訴えて，歯科医院を受診されたケースです. 口腔内を検査して，デンタルやパントモ撮影をしても該当歯がないため，内科疾患を疑って筆者の内科へ紹介されたものです. 下顎の痛みは持続性のもので，少しずつ増悪しやや甲状軟骨に放散しているとのことでした. 心筋梗塞が歯の痛みとして自覚されることはありますが，胸部症状は全くないことも珍しくはないことを痛感したケースでした.

　以下，同様に時系列で概要を解説します.

患者

　78歳，男性. 高血圧と高コレステロール血症があり，内服はしているが家庭血圧は測定しておらず，内服薬を3カ月ごとに近医に取りに行っている. ヘビースモーカーはこの年齢でも治らず，1日30本前後の喫煙継続. 兄が71歳で急性心筋梗塞で他界している.

経過

　下顎の痛みを前日から自覚したため，近医の歯科医院を受診したが，該当する歯がないため内科疾患を疑って，筆者の内科へ紹介受診された.

　BP148/64　脈拍数74/分　体温36.4℃　呼吸数14回/分　SpO$_2$ 94%（room air）

　下顎の痛みや，喉への放散痛以外に自覚症状なく，横になっても改善しないとのことであった. 既往歴と家族歴から，心疾患の否定は必須のため，胸部レントゲンと12誘導心電図を施行すると，下壁梗塞を疑う誘導でST上昇を認め，急性心筋梗塞の疑いが大きいと判断. 発症後すでに1日以上経過していたが，通法どおりに心保護目的にO$_2$　3L/分　を鼻カヌラで投与，静脈ルートを確保して，バイアスピリン100mg 2錠を噛み砕いて，内服していただく. その後，救急車で心臓カテーテル対応可能な循環器内科へ転送（バイアスピリンは腸溶錠のため，緊急時は噛み砕かないと血中濃度は上がりにくい）.

(case2)

診療情報提供書

●**診療情報提供先医療機関名**

神奈川歯科大学附属横浜クリニック　内科
内科診療科長　栗橋　健夫　先生　御侍史

●**診療情報提供元機関名**

（医）健聖会　くりはし歯科　本院
〒177-0000　東京都練馬区○町南1-1-1
TEL12-3456-7890
歯科医師　医歯薬　太郎

年/　月/　日

患者氏名	医学　太郎		性別	（男性）／　女性
患者住所	〒		電話番号 連絡先	
生年月日	1940年　6月　10日（78歳）		職業	

当科における主訴	下顎の痛み
当科における傷病名	
医科傷病名	内科疾患の疑い，循環器疾患の疑い
既往歴	56歳　高コレステロール血症 66歳　高血圧症
家族歴	兄：急性心筋梗塞で71歳で永眠
診療情報	平素より大変お世話になっております． 　昨日の22時ぐらいから下顎の前歯から顎にかけての鈍い痛みを自覚していたそうですが今朝になっても改善せず，痛みが強くなったために当院を受診されました．歯科用X-Pやオルソパントモグラフィにて確認するも該当する歯はなく，打診痛や冷温水痛もなく，今回の主訴に該当する歯科疾患はありませんでした． 　喫煙歴は20〜30本／日を50年以上，飲酒歴は2合／日と把握しており，また，上記の家族歴から循環器疾患などの内科疾患の疑いもありますので，大変恐縮ですがご高診のほどよろしくお願い申し上げます． 　内服薬はお薬手帳をご参照ください． ●最終バイタル BP148/64　HR74　体温36.9℃　呼吸数15回／分 SPO_2 94%（room air）

①喫煙歴や循環器疾患の家族歴があれば心疾患を疑う
②急性冠症候群を誤診するのは恥ではないが，見逃すのは恥！
③救急時の内服歴はお薬手帳の確認とコピーの添付だけでもOK

緊急カテーテル検査では，冠動脈の前下行枝（下壁を支配）99％狭窄，さらに回旋枝と右冠状動脈にも90％近くの高度狭窄を認めたためそのままDESステント留置となり，第二段目の梗塞を未然に防ぐことができ，救命につながりました．注意していただきたいことは，モニター心電図は基本的にはⅡ誘導のみの表示なのでST-T変化がなくても心筋梗塞は否定できないので，歯科医院では虚血性心疾患を疑ったら内科へ緊急に紹介したいということです．

ポイント
・下顎の歯痛で該当歯がない場合は虚血性心疾患を疑う．
・モニター心電図では，虚血性心疾患の診断はつかないことも多い．
・緊急時のバイアスピリン100mg錠は2〜3錠を噛み砕いて内服する．
・カテーテルインターベンションのゴールデンタイムである6時間を経過していても，二段目の発作が起きる可能性もあるので，循環器内科へまず送ること．

歯科医院での救急対応
〜結局，歯科医師は何を知っていればいいのか？

①どこからが救急なのかを，スタッフを交えて，院内で決めておく！
②バイタルサインを素早くとる練習を！（急変と判断してから，時系列で記録）
③バイタルの逆転（脈拍数＞収縮期血圧）を見逃さない
④失神とは，血圧低下に伴う脳虚血による一過性の意識消失で1〜2分で自然に回復する．それ以外のケースでは低血糖を含めた意識障害を考える
⑤BLSの基本とAEDは院内で定期的にトレーニングする！
⑥急変時の診療情報提供書には，歯科処置で何をしたときに起きた症状かをはっきりと伝えるが，形式にこだわらず簡潔に目的を記載する
⑦高齢者では，1つの疾患だけにかかっているとは限らない！
⑧アナフィラキシーを疑ったらアドレナリン（成人0.3mL，小児0.15mL），筋注を躊躇しない！

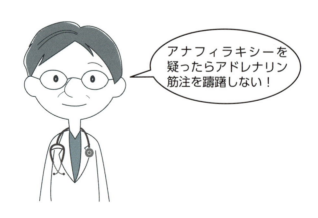

5章

検査データの読み方と用語・略語解説，抗菌薬の略語

医科から受け取った診療情報提供書のなかに検査データが同封されていることがあります．その場合，検査データの意味するところが理解できなくては，その情報量は半減してしまうでしょう．
　日常の歯科臨床であまり気にしないでも済んでしまいそうな検査データについてある程度理解しておくことで，患者さんの全身状態を把握することができ，歯科診療を安全に進めることができます．
　ここでは，代表的な検査データの意味と正常値をコンパクトにまとめてみました．さらに，知っておいたほうがいいと思われる用語と略号の解説をしますので，医科からの返信を読む際に参考にしてください．また，検査データの読み方は，PDFとしてダウンロードできますので，活用してください（検査機関，施設間にて基準値の範囲は上下します）．

検査値の読み方

1 ― 血液検査

●血液学的検査

項目名	基準値	解説
WBC（白血球数）	3.3〜9.0×10^3/μL	白血球は細菌と戦う血球で，炎症や感染症に罹ると数値が上昇する
RBC（赤血球数）	男性：430〜570×10^4/μL 女性：380〜500×10^4/μL	赤血球の数を示し，貧血の指標となる
Hb（ヘモグロビン）	男性：13.5〜17.5g/dL 女性：11.5〜15.0g/dL	赤血球の酸素と結合する部位で，貧血の指標となる
Ht（ヘマトクリット）	男性：39.7〜52.4% 女性：34.8〜45.0%	赤血球の体積比で，貧血の指標となる
PLT（血小板数）	14.0〜34.0×10^4/μL	血小板は血液を固める作用があり，少ないと出血しやすく，多いと血栓を起こしやすくなる
ESR（赤血球沈降速度）	20mm以下/1時間値	CRPに比べて慢性疾患の指標となる．1時間値が20mm以上で亢進，50mm以上は高度亢進となり，膠原病や肝硬変を疑う
赤血球恒数（MCV，MCH，MCHC）		
MCV（平均赤血球容積）	85〜102fL	赤血球1個の大きさ
MCH（平均赤血球血色素量）	28〜34pg	赤血球1個のHb値
MCHC（平均赤血球血色素濃度）	30〜35%	赤血球1個のHb濃度
Reti（網状赤血球）	0.8〜2.2%	幼若赤血球の%（造血能の目安）
RDW-CV（赤血球分布幅-CV）	11.5〜13.8%	赤血球の大きさのばらつき，小球性貧血で上昇
白血球分画（Neutro, Eosin, Baso, Mono, Lymph）		
Neutro（好中球）	35.0〜70.0%	細菌感染で上昇することが多い
Eosin（好酸球）	0.0〜10.0%	アレルギー疾患で上昇することが多い
Baso（好塩基球）	0.0〜0.2%	アレルギーに関与するが臨床的意義は薄い

Mono (単球)	3.0〜11.0%	一部のウイルス感染で上昇することが多い
Lymph (リンパ球)	17.0〜50.0%	ウイルス感染で上昇することが多い
凝固系検査 (生態系の2種類の凝固反応をin vitroで再現して評価)		
PT (プロトロンビン時間)	9.8〜12.1秒	ビタミンK異存凝固因子の活性
APTT (活性化トロンボプラスチン時間)	25〜40秒	内因系凝固因子の活性
PT-INR	1.0〜1.4	患者PTと正常PTの比を国際感度指数で補正したもの

● 生化学検査

項目名	基準値	解説
TP (総蛋白)	6.7〜8.3g/dL	栄養状態や肝機能の指標. 栄養障害があると低値になる
Alb (アルブミン)	3.9〜4.9g/dL	血漿蛋白の代表値. 低値だと浮腫を疑う
BUN (尿素窒素)	8〜22mg/dL	いわゆる尿毒素のことで, 腎機能が低下すると数値が上昇する
CRE (クレアチニン)	0.61〜1.04mg/dL	腎機能の指標. 数字が小さいほどよく, 基準値の上限以上で慢性腎臓病となる
Na (ナトリウム)	136〜147mEq/L	体内の電解質の指標で身体のむくみと関係する. 異常低値では意識低下が起きる
K (カリウム)	3.6〜4.9mEq/L	5.5以上で心停止の可能性がある. 腎障害では高値となる
Cl (クロール)	98〜108mEq/L	体内の水分量の指標. 高値では脱水状態を疑う
Ca (カルシウム)	8.7〜10.3mg/dL	骨代謝の指標
IP (無機リン)	2.5〜4.5mg/dL	骨代謝の指標だが, 腎機能が低下すると異常高値となる
T-Bill (総ビリルビン)	0.2〜1.2mg/dL	肝機能や胆道系閉塞の指標. 高値で黄疸が発生する. 溶血でも上昇する
D-Bill (直接ビリルビン)	0〜0.4mg/dL	肝機能や胆道系閉塞の指標. 高値で黄疸が発生する. 溶血では上昇しない
AST (GOT)	13〜33IU/L	肝機能の指標. 筋肉や心筋が壊れても上昇する
ALT (GPT)	8〜42IU/L	GOTとほぼ同じだが, 肝臓の状態により鋭敏
γ-GTP	10〜60IU/L	肝機能の指標. 胆道系の閉塞やアルコールの過剰摂取, 薬剤アレルギーでも上昇
LD (乳酸脱水素酵素)	119〜229IU/L	肝臓や筋肉, 赤血球が壊れたときや悪性腫瘍で上昇
ALP (アルカリホスフォターゼ)	115〜359IU/L	肝疾患, 胆道系疾患や骨代謝疾患, 悪性腫瘍で上昇
CK (クレアチンキナーゼ)	62〜287IU/L	骨格筋, 心筋, 平滑筋の損傷で上昇
S-AMY (血清アミラーゼ)	40〜129IU/L	膵臓や唾液腺の病気で上昇
UA (尿酸)	3.6〜8.0mg/dL	プリン体過剰摂取で上昇し, 高値で痛風発作
Ch-E	203〜460IU/L	肝機能低下の指標. 他の指標より鋭敏. 低下すると肝機能低下を示す
T-Cho (総コレステロール)	150〜219mg/dL	過剰だと動脈硬化が進行
HDL-Cho	40〜86mg/dL	体内に溜まったLDL-Choを取り除く, いわゆる善玉コレステロール. 低いと動脈硬化が進行
LDL-Cho	70〜139mg/dL	血管壁に溜まり動脈硬化を引き起こす, いわゆる悪玉コレステロール

項目名	基準値	解説
TG（中性脂肪）	50〜149mg/dL	過剰だと動脈硬化や脂肪肝が進行する．食後すぐに数値は上昇する
LAP（ロイシンアミノペプチターゼ）	30〜70IU/L	胆道系の酵素で，肝炎や肝臓癌，膵臓癌などで高度に上昇
GLU（血糖）	69〜109mg/dL	血漿中のブドウ糖の量で，空腹時に126以上で糖尿病の可能性がある
HbA1c	4.6〜6.2%（NGSP値）	約2カ月間の血糖値の平均の指標で，6.5以上が糖尿病となる
CRP定量	0.0〜0.3mg/dL	約48時間前の炎症の度合いを示す
Fe（鉄）	男性：50〜200μg/dL 女性：40〜180μg/dL	血清鉄の指標．血清鉄は赤血球の材料で，低下していると貧血の原因となる．鉄は血中ではトランスフェリンという鉄結合蛋白と結合している
UIBC（不飽和鉄結合能）	男性：140〜330μg/dL 女性：150〜385μg/dL	鉄と結合していない鉄結合蛋白の値
TIBC（総鉄結合能）	男性：270〜425μg/dL 女性：270〜440μg/dL	すべての鉄結合蛋白，つまりFe＋UIBCのこと
BNP（脳性ナトリウム利尿ペプチド）	18.4pg/mL以下	心不全や慢性腎臓病など，心臓に負担がかかると上昇する．軽度上昇で慢性心不全，高度上昇で急性心不全や心不全の増悪の可能性がある
NT-proBNP	125pg/mL以下	上記のBNPの前駆体の段階で感度を上げた数値で，心不全の初期段階を見逃さないために用いられる

2 — 尿検査

●尿検査

項目名	基準値	解説
尿蛋白	（−）	通常，尿からは尿蛋白は出ないが，運動後に1＋程度出る場合がある．2＋以上で腎障害の可能性
尿糖	（−）	通常，尿からは糖は出ない．2＋以上で糖尿病の可能性．腎疾患や甲状腺機能亢進症などでも1＋程度となることがある
尿ケトン体	（−）	糖尿病が増悪して危険な状態になると検出される．極端な飢餓状態でも検出される
尿潜血	（−）	尿路感染症，尿管結石，慢性腎臓病や尿路系腫瘍で検出される
ウロビリノーゲン	（±）	ビリルビンの一部が腸内で分解されてできる．−で胆道系閉塞，＋＋で肝炎や肝硬変を示す
ビリルビン	（−）	肝炎，肝硬変，肝臓がん，胆石などで上昇
尿WBC	（−）	尿路感染症や前立腺炎で上昇

（＋）：陽性，（−）：陰性

頻繁に用いられる用語・略語集[1,2]

略語	用語	意味
AA	Aplastic Anemia	再生不良性貧血
AAA	Abdominal Aortic Aneurysm	腹部大動脈瘤
Ab	Antibody	抗体
ABG	Arterial Blood Gas	動脈血ガス
ABPC	Aminobenzylpenicillin (ampicilln)	アンピシリン
ABx	Antibiotics	抗生物質
ACEI	Angiotensin Converting Enzyme Inhibitor	アンジオテンシン変換酵素阻害薬
ACTH	Adrenocorticotropic Hormone	副腎皮質刺激ホルモン
AD	Alzheimer Disease	アルツハイマー病
	Atopic Dermatitis	アトピー性皮膚炎
Ad	Admission	入院
ADH	Antidiuretic Hormone	抗利尿ホルモン
AD-HD	Attenntion Deficit Hyperactivity Disorder	注意欠陥多動性障害
ADL	Activities of Daily Life	日常生活動作
AEDH	Acute epidural hematoma	急性硬膜外血腫
Af (af)	Atrial Fibrillation	心房細動
AF (aF)	Atrial Flutter	心房粗動
AFP	Alpha-fetoprotein	αフェトプロテイン
Ag	Antigen	抗原
AGML	Acute Gastric Mucosal Lesion	急性胃粘膜病変
AGN	Acute Glomerulonephritis	急性糸球体腎炎
AHI	Apnea Hypopnea Index	無呼吸低呼吸指数
AI	Artificial Insemination	人工授精
ALL	Acute lymphocytic Leukemia	急性リンパ性白血病
ALS	Amyotrophic Lateral Sclerosis	筋萎縮性側索硬化症
AMI	Acute Myocardial Infarction	急性心筋梗塞
AML	Acute Myelogenous Leukemia	急性骨髄性白血病
AR	Aortic Regurgitation	大動脈弁逆流(症)
ARF	Acute Renal Failure	急性腎不全
ASD	Atrial Septal Defect	心房中隔欠損
ASO	Arteriosclerosis Obliterans	閉塞性動脈硬化症
ATL	Adult T cell Leukemia	成人T細胞白血病
ATN	Acute Tubular Necrosis	急性尿細管壊死
AVM	Arteriovenous Malformation	動静脈奇形
BA	Bronchial Asthma	気管支喘息
BAL	Broncho Alveolar Lavage	気管支肺胞洗浄
BBB	Bundle Branch Block	脚ブロック
BBB	Blood-Brain Barrier	血液脳関門
BE	Base Excess	ベース　エクセス(塩基過剰)
BF	Bronchoscopy	気管支鏡検査
BGA	Blood Gas Analysis	血液ガス分析
BHL	Bilateral Hilar Lymphadenopathy	両側性肺門リンパ節腫脹

略語	英語	日本語
BiPAP	Biphasic Positive Airway Pressure	二相性持続気道陽圧呼吸
BLS	Basic Life Support	一次救命処置
BM	Basal Metabolism	基礎代謝
BMI	Body Mass Index	身長体重指数
BP, Bp	Blood Pressure	血圧
BP	Bipolar Disorder	双極性障害，躁うつ病
BPH	Benign Prostatic Hypertrophy	前立腺肥大症
bra (dy)	Bradycardia	徐脈
BS	Blood Sugar	血糖
BSA	Body Surface Area	体表面積
BT	Body Temperature	体温
BT	Bleeding Time	出血時間
BTF	Blood Transfusion	輸血
Bx	Biopsy	生検
CABG	Coronary Artery Bypass Grafting	冠状動脈バイパス術
CAD	Coronary Artery Disease	冠動脈疾患
CAG	Coronary Angiography	冠状動脈造影法
CAPD	Continuous Ambulatory Pertioneal Dialysis	持続性自己管理腹膜透析
CBC	Complete Blood Count	全血液計算
CCU	Coronary Care Unit	冠疾患集中治療室
CEA	Carcinoembryonic Antigen	癌胎児性抗原
CF	Colonofiber-scope	大腸ファイバースコープ
CHDF	Continuous Hemodiafiltration	持続的濾過透析
CHF	Congestive Heart Failure	うっ血性心不全
CML	Chronic Myelocytic (myelogenous, myeloid) Leuke	慢性骨髄性白血病
COPD	Chronic Obstructive Pulmonary Disease	慢性閉塞性肺疾患
CPA	Continuous Positive Airway Pressure	心肺停止
CPAP	Continuous Positive Airway Pressure	持続陽圧呼吸
CPR	Cardiopulmonary Resuscitation	心肺蘇生（法）
CRBBB	Complete Right Bundle Branch Block	完全右脚ブロック
CT	Computed Tomography	コンピューター断層撮影
CV	Central Vein	中心静脈
CVH	Central Venous Hyperalimentation	中心静脈栄養法
CVP	Central Venous Pressure	中心静脈圧
DCM	Dilated Cardiomyopathy	拡張型心筋症
DDx	Differential Diagnosis	鑑別診断
DF	Defibrillation	除細動
DIC	Disseminated Intravascular Coagulation	播種性血管内凝固症候群
DIV	Drip Infusion in Vein	点滴静注
DKA	Diabetic Ketoacidosis	糖尿病性ケトアシドーシス
DL	Dyslipidemia	脂質異常症
DM	Diabetes Mellitus	糖尿病
DOA	Dead On Arrival	来院時死亡
DR	Diabetic Retinopathy	糖尿病性網膜症
Dx	Diagnosis	診断
ECG	Electrocardiogram	心電図
EF	Ejection Franction	駆出率
FEV1.0%	Percent of One Second Forced Expiratory Volume	1秒率

略語	英語	日本語
FH	Family History	家族歴
FIo2	Fractional Concentration of Inspiratory Gas	吸入気酸素濃度
EMR	Endoscopic Mucosal Resection	内視鏡的粘膜切除（術）
ER	Emergency Room	救命救急室
F/U	Follow Up	経過観察
FUO	Fever of Unknown Origin	不明熱
Fx	Fracture	骨折
GCS	Glasgow Coma Scale	グラスゴーコーマスケール
GERD	Gastroesophageal Reflux Disease	胃食道逆流症
hANP	Human Atrial Natriuretic Peptide	ヒト心房利尿ペプチド
HAV	Hepatitis A Virus	A型肝炎ウイルス
Hb	Hemoglobin	ヘモグロビン
HBV	Hepatitis B Virus	B型肝炎ウイルス
HCC	Hepatocellular Carcinoma	肝細胞癌
HCV	Hepatitis B Virus	C型肝炎ウイルス
HD	Hemodialysis	血液透析
HOT	Home Oxygen Therapy	在宅酸素療法
HPV	Human Papilloma Virus	ヒトパピローマウイルス
IBD	Inflammatory Bowel Disease	炎症性腸疾患
IBS	Irritable Bowel Syndrome	過敏性腸症候群
IC	Informed Consent	インフォームドコンセント
ICD	Inplantable Cardioverter Defibrillator	植え込み型除細動器
IDA	Iron Deficiency Anemia	鉄欠乏性貧血
IE	Infactive Edocarditis	感染性心内膜炎
IHD	Ischemic Heart Disease	虚血性心疾患
IN/OUT	Intake Output	水分出納
IVH	Intravenous Hyperalimentation	中心静脈栄養
JCS	Japan Coma Scale	ジャパンコーマスケール
KUB	Kidney Ureter and Bladder	腎尿管膀胱レントゲン
LAD	Left Anterior Descending	前下行枝
LC	Loss of Consciousness	意識障害
	Liver Cirrhosis	肝硬変
LDA	Low Density Area	低吸収濃度域
L/E	Lower Extremity	下肢
LMT	Left Main Trunk	左冠動脈主幹部
LVH	Left Ventricular Hypertorophy	左室肥大
L & V	Living and well	健在
MAP	Mannitol Adenine Phosphate	赤血球濃厚液（保存液の名前で呼ぶ慣習）
MG	Myasthenia Gravis	重症筋無力症
MM	Multiple Myeloma	多発性骨髄腫
MMT	Manual Muscle Testing	徒手筋力テスト
MOF	Multiple Organ Failure	多臓器不全
MR	Medical Representative	医薬情報担当者
	Mental Retardation	精神発達遅滞
	Mitral Regurgitation	僧帽弁逆流症
MRSA	Methicillin-Sensitive Staphylococcus Aureus	メチシリン感受性黄色ブドウ球菌
OGTT	Oral Glucose Tolerance Test	経口ブドウ糖負荷試験
OMI	Old Myocardial Infarction	陳旧性心筋梗塞

OSAS	Obstructive Sleep Apnea Syndrome	閉塞性睡眠時無呼吸症候群
OT	Occupational Therapist	作業療法士
PAC	Premature Atrial Contractions	心房期外収縮
PAf	Paroxymal Atrial fibrillation	発作性心房細動
PE	Pulmonary Embolism	肺塞栓
PET	Positron Emission (computerized) Tomography	陽電子放出形CT
PH	Pulmonary Hypertension	肺高血圧症
PID	Pelvic Inflammatory Disease	骨盤内炎症性疾患
PK	Pankreas Krebs	膵癌
PSVT	Paroxysmal Supraventricular Tachycardia	発作性上室性頻拍
PTBD	Percutaneous Transhepatic Biliary Drainage	経皮経管胆道ドレナージ
PTCA	Percutaneous Transluminal Coronary Angioplasty	経皮的冠状動脈形成術
PTCD	Percutaneous Transhepatic Cholangio drainage	経皮的肝胆道ドレナージ
PVC	Premature Ventricular Contraction	心室期外収縮
RA	Rheumatoid Arthritis	慢性関節リウマチ
RDS	Respiretory Distress Syndrome	呼吸窮迫症候群
RF	Renal Failure	腎不全
ROM	Range Of Motion	関節可動域
SAH	Subarachnoid Hemorrhage	クモ膜下出血
SAS	Sleep Apnea Syndrome	睡眠時無呼吸症候群
SLE	Systemic Lupus Erythematosus	全身性エリテマトーデス
SMBG	Self Monitoring of Blood Glucose	血糖自己測定
SOB	Shortness Of Breath	息切れ
STD	Sexually Transmitted Disease	性行為感染症
TB	Tuberculosis	結核
TGA	Transient Global Amnesia	一過性全健忘
TIA	Transient Ischemic Attack	一過性脳虚血発作
TTP	Thrombotic Thrombocytopenic Purpura	血栓性血小板減少性紫斑病
TUR-Bt	Transurethral Resecsion of Bladder Tumor	経尿道的膀胱腫瘍切除
Tx	Therapy	治療
UC	Ulcerative Colitis	潰瘍性大腸炎
UCG	Ultrasound Cardiography	心エコー 心臓超音波検査
Vds	vor dem schlafen	就寝前
Vf	Ventricular fibrillation	心室細動
VF	Ventricular Flutter	心室粗動
VSA	Vasospastic Angina	血管攣縮性狭心
VSD	Ventricular Septal Defect	心室中隔欠損
VT	Ventricular Tachycardia	心室頻拍
WNL	Within Nomal Limits	正常範囲
X-P	X-ray Photograph	X線写真

3 抗菌薬の略語[3]

略語	一般名（読み方）	商品名
ABK	arbekacin アルベカシン	ハベカシン
ABPC	ampicillin アンピシリン	ビクシリン
AMK	amikacin アミカシン	硫酸アミカシン
AMPC	amoxicillin アモキシシリン サワシリン	アモリン
AZM	azithromycin アジスロマイシン	ジスロマック
BAPC	bacampicillin バカンピシリン	ペングット
CAM	clarithromycin クラリスロマイシン	クラリス
CAZ	ceftazidime セフタジジム	モダシン
CCL	cefaclor セファクロル	ケフラール
CDTR-PI	cefditoren pivoxil セフジトレンピボキシル	メイアクト
CEX	cephalexin セファレキシン	ケフレックス
CEZ	cefazolin セファゾリン	セファメジンα
CFDN	cefdinir セフジニル	セフゾン
CFPM	cefepime セフェピム	マキシピーム
CFPN-PI	cefcapene pivoxil セフカペン ピボキシル	フロモックス
CLDM	clindamycin クリンダマイシン	ダラシン
CMZ	cefmetazole セファメタゾール	セフメタゾン
CPDX-PR	cefpodoxime proxetil セフポドキシム プロキセチル	バナン
CPFX	ciprofloxacin シプロフロキサシン	シプロキサン
CTM	cefotiam セフォチアム	パンスポリン
CTX	cefotaxime セフォタキシム	セフォタックス
CVA/AMPC	clavulanate・amoxicillin クラブラン酸・アモキシシリン	オーグメンチン
CXM-AX	cefuroxime axetil セフロキシム・アキセチル	オラセフ
CZOP	cefozopran セフォゾプラン	ファーストシン
DKB	dibekacin ジベカシン	パニマイシン
DOXY	doxycycline ドキシサイクリン	ビブラマイシン
DRPM	doripenem ドリペネム	フィニバックス
EB	ethambutol エタンブトール	エサンブトール
EM	erythromycin エリスロマイシン	エリスロシン
FLCZ	fluconazole フルコナゾール	ジフルカン
FMOX	flomoxef フロモキセフ	フルマリン
FOMF	osfomycin ホスホマイシン	ホスミシン
GFLX	gatifloxacin ガチフロキサシン	ガチフロ
FRPM	faropenem ファロペネム	ファロム
GM	gentamicin ゲンタマイシン	ゲンタシン
GRNX	garenoxacin mesylate メシル酸ガレノキサシン	ジェニナック
INH	isoniazid イソニアジド	イスコチン
IPM/CS	imipenem/cilastatin イミペネム/シラスタチン	チエナム
ITCZ	itraconazole イトラコナゾール	イトリゾール
JM	josamycin ジョサマイシン	ジョサマイシン
KM	kanamycin カナマイシン	カナマイシン
LCM	lincomycin リンコマイシン	リンコシン

LVFX	levofloxacin レボフロキサシン	クラビット
LZD	linezolid リネゾリド	ザイボックス
MCFG	micafungin ミカファンギン	ファンガード
MCZ	miconazole ミコナゾール	フロリード
MEPM	meropenem メロペネム	メロペン
MFLX	moxifloxacin モキシフロクサシン	アベロックス
MINO	minocycline ミノサイクリン	ミノマイシン
MNZ	metronidazole メトロニタゾール	フラジール
NFLX	norfloxacin ノルフロキサシン	バクシダール
OFLX	ofloxacin オフロキサシン	タリビッド
PAPM/BP	panipeneme・batamipron パニペネム/ベタミプロン	カルベニン
PCG	benzylpenicillin ベンジルペニシリン	ペニシリンG
PIPC	piperacillin ピペラシリン	ペントシリン
PUFX	prulifloxacin プルリフロキサシン	スオード
PZFX	pazufloxacin パズフロキサシン	パシル
SBT/ABPC	sulbactam・ampicillin　スルバクタム・アンピシリン	ユナシンS
SBT/CPZ	sulbactam・cefoperazone スルバクタム・セフォペラゾン	スルペラゾン
SBCPTC	sultamicillin スルタミシリン	ユナシン
SM	streptomycin ストレプトマイシン	硫酸ストレプトマイシン
ST	sulfamethoxazole-torimethoprim スルファメトキサゾール-トリメトプリム	バクタ
STFX	sitafloxacin シタフロキサシン	グレースビット
TAZ/PIPC	tazobactam・piperacillin タゾバクタム・ピペラシリン	ゾシン
TC	tetracycline テトラサイクリン	アクロマイシン
TEIC	teicoplanin ティコプラニン	タゴシット
TFLX	tosufloxacin トスフロキサシン	オゼックス
VCM	vancomycin　バンコマイシン	バンコマイシン

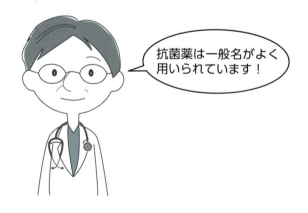

抗菌薬は一般名がよく用いられています！

文献一覧

2章

1. 高血圧症
1) 日本高血圧学会高血圧治療ガイドライン作成委員会．高血圧治療ガイドライン．2019．
2) Basile J, Bloch MJ, Bakris GL, et al. Overview of hypertension in adults. Up To Date. 2018.
3) 田中君枝，佐田政隆．動脈硬化研究の新たな展開　心臓周囲脂肪組織と血管外膜微小血管．化学と生物．2016；54（10）：713-719．
4) Spencer FA, Guyat G, Hennekens CH, et al. Aspirin in the primary prevention of cardiovascular disease and cancer. Up To Date. 2017.
5) 宮本真吾，石川秀樹，若林敬二，ほか．低容量アスピリンによる大腸発がん予防．血栓止血誌．2016；27（1）：29-33．
6) 山下静也．動脈硬化性疾患予防ガイドライン　2017年版の改訂のポイント．サノフィ株式会社．2017．
7) Rosenson RS, Hayward RA, Lopez-Sendon J, et al. Management of low density lipoprotein cholesterol (LDL-C) in the secondary prevention of cardiovascular disease. Up To Date. 2018.

2. 循環器疾患
1) 中川義久．冠疾患患者における抗血小板療法と抗凝固療法．冠疾患誌．217；23：117-119．
2) 青沼和隆．心房細動に対する最近の考え方．日内会誌．2015；104（3）：532-539．
3) 循環器疾患における抗凝固・抗血小板療法に関するガイドライン（2009年改訂版）．日本循環器学会，2009．
4) Furie KL, Ay H, Kasner SE, Dashe JF. Initial evaluation and management of transient ischemic attack and minor ischemic stroke. Up To Date. 2018.
5) Reeder GS, Awtry E, Mahler SA, et al. Initial evaluation and management of suspected acute coronary syndrome (myocardial infarction, unstable angina) in the emergency department. Up To Date.2018.
6) 日本循環器学会，ほか．非ST上昇型急性冠症候群の診療に関するガイドライン（2012年改定版）．2012．
7) 日本循環器学会，ほか．ST上昇型急性冠症候群の診療に関するガイドライン（2012年改定版）．2012．
8) 感染性心内膜炎の予防と治療に関するガイドライン（2017年改訂版）．日本循環器学会．2017．
9) Wilson W, Taubert KA, Gewitz M, et al. Prevention of infective endocarditis : guidelines from the American Heart Association : a guideline from the American Heart Association Rheumatic Fever, Endocarditis, and Kawasaki Disease Committee, Council on Cardiovascular Disease in the Young, and the Council on Clinical Cardiology, Council on Cardiovascular Surgery and Anesthesia, and the Quality of Care and Outcomes Research Interdisciplinary Working Group. Circulation. 2007；116 (15)：1736-1754.

3. 内分泌・代謝疾患（糖尿病，甲状腺疾患）
1) 日本糖尿病学会．糖尿病治療ガイドライン2018-2019．文光堂，2018．
2) McCulloch DK, Hayward RA, Nathan DM, et al. Screening for type 2 diabetes mellitus. Up To Date. 2018.
3) 岩岡秀明編著．ここが知りたい！糖尿病診療ハンドブック　Ver.3．中外医学社．2017，5～6頁．
4) McCulloch DK, Nathan DM, Mulder JE. Initial management of blood glucose in adults with type 2 diabetes mellitus. Up To Date. 2018.
5) McCulloch DK, Nathan DM, Mulder JE. Overview of medical care in adults with diabetes mellitus. Up To Date. 2017.
6) Surks MI, Ross DS, Mulder JE. Iodine-induced thyroid dysfunction. Up To Date. 2017.
（https://www.uptodate.com/contents/iodine-induced-thyroid-dysfunction）
7) 長崎甲状腺クリニック．ヨードと甲状腺．
（https://www.nagasaki-clinic.com/iodo/）

4. 神経疾患
1) 小野武年，西条寿夫．情動と記憶のメカニズム．失語症研究．2001；21（2）：87-100．
2) 西条寿夫，堀　悦郎，小野武年．ストレス反応の身体表出における大脳辺縁系—視床下部の役割．日薬理誌．2005；126：184-188．
3) Furie KL, Ay H, Kasner SE, et al. Initial evaluation and management of transient ischemic attack and minor ischemic stroke. Up To Date. 2018.
4) 日本脳卒中学会　脳卒中ガイドライン委員会．日本脳卒中治療ガイドライン2015．共和企画．2015．
5) 相澤仁志．内科医のための脳卒中の臨床．日内会誌．2015；105（3）：445-450．
6) 内山真一郎．急性脳血管症候群としての一過性脳虚血発作．脳卒中．2015；37（5）：362-366．
7) 鈴木匡子．優しい高次脳機能の診かた．神経心理学．2016；32（3）：224-228．
8) 岡崎哲也．脳炎・脳症による高次脳機能障害．Jpn J Rehabil Med. 2014；51（12）：787-789．
9) 長岡正範．高次脳機能障害について—高次脳機能障害支援モデル事業．失語症研究．2002；22（3）：32-40．
10) 石合純夫．概説　高次脳機能障害の定義—病巣と症候の整理．Jpn J Rehabil Med. 2014；51（12）：771-773．
11) 平岡　崇．脳梗塞による高次脳機能障害とその対応．Jpn J Rehabil Med. 2014；51（12）：778-781．
12) 間中信也．脳神経外科医が知っておくべき頭痛の知識．脳外誌．2012；21（10）：771-778．

13) Bajwa ZH, WoottonRJ, MDiv, et al. Evaluation of headache in adults. Up To Date. 2018.
14) Ramzan M, Fischer M, Swanson JW, et al. Headache, migraine, and stroke. Up To Date. 2018.
15) Schwedt TJ, MSCI, Dodick DW, et al. Approach to the patient with thunderclap headache. Up To Date. 2017.
16) 荒木信夫．頭痛の病態生理と治療．日内会誌．2015；104 (3)：502-507.
17) 端詰勝敬，都田 淳．頭痛．心身医．2016；56 (8)：833-838.
18) 卜部貴夫．頭痛．日内会誌．2010；99 (10)：193-199.
19) 井上賀元編集代表．当直医マニュアル 2018．医歯薬出版．2018.
20) Tarsy D, Hurtig HI, Eichler AF, et al. Pharmacologic treatment of Parkinson disease. Up To Date. 2018.
21) Jankovic J, Hurtig HI, Eichler AF. Etiology and pathogenesis of Parkinson disease. Up To Date. 2018.
22) Tarsy D, Hurtig HI, Eichler AF. Motor fluctuations and dyskinesia in Parkinson disease. Up To Date. 2018.
23) Chou KL, Hurtig HI, Eichler AF. Diagnosis and differential diagnosis of Parkinson disease. Up To Date. 2018.
24) 髙橋牧郎．専門医が知っておくべき Parkinson 病の病態と治療の展望．神経治療．2017；34 (3) 182-187.

5．呼吸器疾患

1) 梅木健二，門田淳一．市中肺炎：概念の変遷と原因菌の動向．日内会誌．2016；105 (6)：984-990.
2) File jr TM, Bartlett JG, Ramirez JA, Bond S. Treatment of community-acquired pneumonia in adults in the outpatient setting. Up To Date. 2018.
3) Bartlett JG, Ramirez JA, Bond S. Overview of community-acquired pneumonia in adults. Up To Date. 2018.
4) Marrie TJ, File TM, Bartlett JG. Epidemiology, pathogenesis, and microbiology of community-acquired pneumonia in adults. Up To Date. 2018.
5) File jr TM, Bartlett JG, Ramirez JA, Bond S. Treatment of community-acquired pneumonia in adults who require hospitalization. Up To Date. 2018.
6) File Jr TM, Bartlett JG, Ramirez JA, Bond S. Antibiotic studies for the treatment of community-acquired pneumonia in adults. Up To Date. 2017.
7) 日本呼吸器学会．医療・介護関連肺炎診療ガイドライン．2011.
8) 大類 孝，海老原孝枝，荒井啓行．高齢者肺炎・誤嚥性肺炎．日内会誌．2011；99 (11)：88-92.
9) Wenzel S, Barnes PJ, Hollingsworth H. Severe asthma phenotypes. Up To Date. 2018.
10) Fanta CH, Wood RA, Bochner BS, Hollingsworth H. An overview of asthma management. Up To Date. 2017.
11) Litonjua AA, Weiss ST, Barnes PJ, et al. Natural History of asthma. Up To Date. 2017.
12) 相良博典．喘息診療の最新のトピックス．日内会誌．2015；105 (3)：798-504.
13) 相良博典．気管支喘息．昭和学士会誌．2017；77 (6)：624-627.
14) 永田 真．気管支喘息と COPD との接点．日内会誌．2016；106 (3)：494-498.
15) 倉原 優．気管支喘息バイブル　成人気管支喘息を診療するすべての人へ．日本医事新報社，2016．13-15.
16) Fukutomi Y, Nakamura H, Kobayashi F, et al. Nationwide cross-sectional population-based study on the prevalences of asthma and asthma symptoms among Japanese adults. Int Arch Allergy Immunol. 2010；153 (3)：280-27
17) Simon RA, Adkinson Jr NF, Feldweg AM. NSAIDs (including aspirin)：Allergic and pseudoallergic reactions. Up To Date. 2017.
18) Laidlaw TM, Israel E, Barnes PJ, et al. Aspirin-exacerbated respiratory disease. Up To Date. 2018.
19) 榊原博樹．アスピリン喘息．日内会誌．2009；98 (12)：101-106.
20) 谷口正実．アスピリン喘息 (NSAIDs 過敏喘息)．日内会誌．2013；102 (6)：1426-1432.
21) 一ノ瀬正和．COPD 診療の最新知見．日内会誌．2016 (3)：528-533.
22) Han MLK, Dransfield MT, Martinez FJ, et al. Chronic obstructive pulmonary disease：Definition, clinical manifestations, diagnosis, and staging. Up To Date. 2018.
23) 室 繁郎．COPD―併存症を含めた疾患管理．日内会誌．2015；105 (6)：957-962.
24) 長谷川好規．肺癌の病因．日内会誌．2013；103 (6)：1261-1266.
25) 中村正和．知られざるタバコ公害の真実．老年歯学．2005；19 (4)：261-267.

6．腎泌尿器疾患

1) 上原慎也．尿路感染症治療ガイドライン．岡山医学会雑誌．2012；124 (8)：165-166.
2) Thomas M Hooton TM, Gupta K, Stephen B Calderwood SB, et al. Recurrent urinary tract infection in women. Up To Date. 2018.
3) Palmer BF, Henrich WL, Berns JS, Forman JP. Carbohydrate and insulin metabolism in chronic kidney disease. Up To Date. 2017.
4) Palmer BF, Henrich WL, Berns JS, et al. Carbohydrate and insulin metabolism in chronic kidney disease. Up To Date. 2017.
5) 日本腎臓学会編．エビデンスに基づく CKD 診療ガイドライン 2018．東京医学社，2018.
6) 日本透析医学会　統計調査委員会．図説　わが国の慢性透析療法の現況．2017.
(http://docs.jsdt.or.jp/overview/index.html)

7. 消化器疾患
1) 藤原靖弘．Helicobacter pylori感染陰性時代の消化管疾患：胃食道逆流症（GERD）．日内会誌．2017；106（1）：47-51．
2) Pandlfino JE, Feldman M, Grover S. Helicobacter pylori and gastroesophageal reflux disease. Up To Date. 2018.
3) Kahrilas PJ, Talley NJ, Grover S. Clinical manifestations and diagnosis of gastroesophageal reflux in adults. Up To Date. 2018.
4) 岩切勝彦．胃食道逆流症（GERD）診療ガイドライン．日耳鼻．2016；119：1273-1281．
5) Vakil NB, Feldman M, Grover S. Epidemiology and etiology of peptic ulcer disease. Up To Date. 2017.
6) Vakil NB, Feldman M, Grover S. Peptic ulcer disease : Management. Up To Date. 2017.
7) Vakil NB, Feldman M, Grover S. Peptic ulcer disease : Clinical manifestations and diagnosis. Up To Date. 2017.
8) 飯島克則．Helicobacter pylori感染陰性時代の消化管疾患：胃・十二指腸潰瘍はどう変わる．日内会誌．2017；106（1）：33-38．
9) Rodriguez-Bigas MA, Grothey A, Tanabe KK, et al. Overview of the management of primary colon cancer. Up To Date. 2018.
10) 高山哲治，宮本弘志，六車直樹．大腸癌の予防．日消誌．2016；113：1168-1175．
11) 田中信治．早期大腸癌の診断と治療．日内会誌．2014；103（9）：2228-2235．
12) Macrae FA, Bendell J, Tanabe KK, et al. Clinical presentation, diagnosis, and staging of colorectal cancer. Up To Date. 2018.
13) 福土　審．過敏性腸症候群の病因．日消誌．2014；111：1323-1333．
14) Wald A, Talley Nj, Grover S. Clinical manifestations and diagnosis of irritable bowel syndrome in adults. Up To Date. 2017.
15) 福土　審．過敏性腸症候群．心身誌．2013；20（1）：23-26．
16) Lok ASF, Esteban R, Mitty J. Hepatitis B virus : Clinical manifestations and natural history. Up To Date. 2018.
17) Lok ASF, Esteban R, Mitty J. Hepatitis B virus : Screening and diagnosis. Up To Date. 2018.
18) 田中榮司．B型肝炎．日内会誌．2014．106（3）：422-427．
19) Teo EK, Lok ASF, Kaplan S, et al. Epidemiology, transmission, and prevention of hepatitis B virus infection. Up To Date. 2018.
20) 江口有一郎．本邦におけるウイルス性肝疾患の現状と展望．日内会誌．2015；107（1）：10-18．
21) Chopra S, Pockros PJ, Di Bisceglie AM, Bloom A. Overview of the management of chronic hepatitis C virus infection. Up To Date. 2018.
22) 今村道雄，茶山一彰．C型肝炎．日内会誌．2014．106（3）：428-432．
23) 森屋恭爾，三好秀征，小池和彦．C型肝炎と肝発癌．日内会誌．2015；104（9）：1866-1871．
24) Chopra S, Arora S, Di Bisceglie AM, Bloom A. Diagnosis and evaluation of chronic hepatitis C virus infection. Up To Date. 2018.
25) 鍛治孝祐，吉治仁志．ウイルス性肝炎克服時代と慢性肝疾患―NASHとアルコール性肝障害の現状―．日内会誌．2015；107（1）：57-63．
26) Sheth SG, Chopra S, Lindor KD, Robson KM. Epidemiology, clinical features, and diagnosis of nonalcoholic fatty liver disease in adults. Up To Date. 2018.
27) Chopra S, Arora S, Di Bisceglie AM, Bloom A. Diagnosis and evaluation of chronic hepatitis C virus infection. Up To Date. 2018.

8. 血液疾患
1) Schrier SL, Auerbach M, Mentzer WC, Tirnauer JS. Treatment of iron deficiency anemia in adults. Up To Date. 2018.
2) Schrier SL, Auerbach M, Mentzer WC, Tirnauer JS. Causes and diagnosis of iron deficiency and iron deficiency anemia in adults. Up To Date. 2018.
3) 成田美和子．貧血の分類と診断の進め方．日内会誌．2013；102（6）：1426-1432．2015；104（7）：1375-1382．
4) 千葉　滋．骨髄異形成症候群の生命予後．ドクターサロン．2017；61（10）：9-14．
5) Yuan S, Goldfinger D, Silvergleid AJ, Tirnauer JS. Clinical and laboratory aspects of platelet transfusion therapy. Up To Date. 2018.
6) Abrams CS, Leung LLK, Tirnauer JS. Platelet biology. Up To Date. 2018.
7) Schiffer CA, Gurbuxani S, Larson RA, Rosmarin AG. Clinical manifestations, pathologic features, and diagnosis of acute myeloid leukemia. Up To Date. 2017.
8) Negrin RS, Schiffer CA, Larson RA, Rosmarin AG. Overview of the treatment of chronic myeloid leukemia. Up To Date. 2018.
9) 秋月渓一，下田和哉．白血病の治療．日内会誌．2017；106（3）：546-551．
10) 清井　仁．急性骨髄性白血病の遺伝子異常と予後．日内会誌．2015；104（6）：1180-1188．

9. 感染症
1) Sexton DJ, McClain MT, Hirsch MS, et al. The common cold in adults : Diagnosis and clinical features. Up To Date. 2018.
2) McIsaac WJ, Kellner JD, Aufricht P, et al. Empirical validation of guidelines for the management of pharyngitis in children and adults. JAMA. 2004；291（13）：1587-95．
3) 玉置　淳．急性上気道感染症．特定非営利活動法人　標準医療情報センター．
   （http://www.ebm.jp/disease/breath/01jokido/guide.html）
4) 赤柴恒人．かぜ症候群．特定非営利活動法人　標準医療情報センター．
   （http://www.ebm.jp/disease/breath/01jokido/index.html）
5) Centor RM, Witherspoon JM, Dalton HP, et al. The diagnosis of strep throat in adults in the emergency room. Medical Decision Making. 1981；1（3）：239-246．
6) 岩月啓氏．単純ヘルペスウイルス感染症．In：感染症診療update．河野　茂，跡見　裕監修．日本医師会．2014，353-357．
7) 松村真司．帯状疱疹．In：外来診療ドリル　診断＆マネジメント力を鍛える200問．松村真司，矢吹　拓編集．医学書院．2016，15-16．

10. 周産期と婦人科疾患

1) Rosen HN, Drezner MK, Rosen CJ, et al. Overview of the management of osteoporosis in postmenopausal women. Up To Date. 2018.
2) 国立成育医療研究センター．妊娠と薬情報センター
 (https://www.ncchd.go.jp/kusuri/)
3) 平松祐司．妊婦と薬．岡山医学会雑誌．2009；121：205-207.
4) 川辺良一．妊婦への投薬．歯薬療法．2016；35 (1)：40-48.
5) 平松祐司．妊娠と薬．アレルギー．2014；63 (1)：6-13.
6) Lockwood CJ, Magriples U, Berghella V, Barss VA. Prenatal care：Patient education, health promotion, and safety of commonly used drugs. Up To Date. 2018.
7) 林　昌洋．妊婦・授乳婦における薬物療法と胎児・乳児リスクの評価．Organ Biology. 2011；18 (3)：279-286.
8) 水野克己．授乳中の女性に処方するときの注意点．昭和学士会誌．2013；73 (4)：301-306.
9) Schanler RJ, Abrams SA, Duryea TK, Hoppin AG. Breastfeeding：Parental education and support. Up To Date. 2018.

11. 膠原病

1) 宮坂信之．関節リウマチ．日内会誌．2015；104 (10)：2110-2116.
2) 日本関節リウマチ学会．関節リウマチ診療ガイドライン2014．2014.
3) 新潟大学．歯周病と関節リウマチの関連メカニズムを解明―全身に及ぼす影響が明らかに―．2017年8月1日．
 (https://www.niigata-u.ac.jp/news/2017/33932/)
4) 山崎和久．歯周病と全身疾患の関連　口腔細菌による腸内細菌叢への影響．化学と生物．2016；54 (9)：633-639.
5) Wallace DJ, Pisetsky DS, Schur PH, et al. Overview of the management and prognosis of systemic lupus erythematosus in adults. Up To Date. 2018.
6) Baer AN, Vivino FB, Fox R, Romain PL. Overview of the management and prognosis of Sjögren's syndrome. Up To Date. 2018.
7) Smith EL, Yazici Y, Merkel PA, Curtis MR. Treatment of Behçet syndrome. 2018.
8) 宮本政幸，川田賢介，小山千佳，ほか．両側頬部の腫脹と疼痛を主訴とした巨細胞動脈炎の1例．日口腔外会誌．2013；59 (1)：33-37.
9) 村岡　渡，井川雅子，今井　昇，ほか．顎跛行を呈した側頭動脈炎の1例．2004；50 (10)：27-30.
10) 迎　はる，太田黒滋，村田昌之，ほか．FDG-PETにて早期診断された巨細胞性動脈炎の1症例．臨床リウマチ．2008；20：317-321.
11) 下山久美子，鈴木大介，小川法良．巨細胞性動脈炎と鑑別を要した頭蓋底腫瘍の1例．臨床リウマチ．2015；27：129-134.
12) 梅原久範，岡崎和一，千葉　勉．温故知新「IgG4関連疾患」―その概念と診断基準―．日内会誌．2012；101 (10)：2973-2981.
13) 倉上和也，太田伸男，欠畑誠治．IgG4関連疾患―その最新の知見について―．耳鼻免疫アレルギー．2012；30 (1)：9-14.
14) 吉田　健．IgG4関連疾患．耳展．2015；58 (4)：217-225.

12. 精神疾患

1) 中野今治．脳の基本構造．認知神経科学．2013；15 (1)：1-6.
2) 越野好文，志野靖史．好きになる精神医学　心の病気と治療の新しい理解．講談社サイエンティフィック．2014.
3) 榊原英輔．精神疾患とは何か？　反本質主義の擁護．科学基礎論研究．2017；44 (1 & 2)：55-75.
4) 田中輝明，小山　司．双極性障害の早期診断と治療．心身医．2009；49 (9)：979-985.
5) 金　吉晴．不安障害．日内会誌．2013；102 (1)：183-189.
6) 伊藤杏里．PTSDについて．杏林医会誌．2016；47 (1)：73-76.
7) 安倍川智浩，伊藤候輝，仲唐安哉，小山　司．統合失調症の病態進行メカニズム．脳と精神の医学．2009；20 (4)：311-317.
8) 本田秀夫．大人になった発達障害．認知神経科学．2017；19 (1)：33-39.
9) 傳田健三．自閉スペクトラム症（ASD）の特性理解．心身医．2017；57 (1)：19-26.
10) 森　悦朗．レビー小体型認知症：最近の進歩．日内会誌．2016；105 (9)：1820-1825.
11) 田巻義孝，堀田千絵，加藤美朗．知的障害，自閉性障害とDSM-5．人間環境学研究．2014；12 (2)：153-159.
12) Larson EB, DeKosky ST, Wilterdink JL. Evaluation of cognitive impairment and dementia. Up To Date. 2018.
13) Martin RF, DeKosky ST, Wilterdink JL. Clinical features and diagnosis of dementia with Lewy bodies UpTo Date. 2017.

3章

1) 日本アレルギー学会．アナフィラキシーガイドライン．2014.
 (https://anaphylaxis-guideline.jp/pdf/anaphylaxis_guideline.PDF)

4章

1) 赤松直樹．失神とてんかんの鑑別．昭和医会誌．2011；71 (6)：576-579.
2) 星山栄成，鈴木圭輔，平田幸一．てんかんと鑑別すべき疾患．日内会誌．2016；105 (8)：1358-1365.
3) 堀　進悟．失神の鑑別と治療．心臓．2016；48 (5)：573-576.
4) 小林洋一．失神の診断と鑑別．心臓．2015；47 (4)：511-515.
5) Benditt D, Kowey P, Downey BC. Syncope in adults：Clinical manifestations and diagnostic evaluation. Up To Date. 2018.
6) McKeon A, Vaughan C, Delanty N. Seizure versus syncope. Lancet Neurol. 2006；5 (2)：171-80.

7) 赤松直樹. 最新のてんかんの診断と治療. 神経治療. 2016；33 (2)：144.
8) Schachter SC, Garcia P, Dashe JF. Overview of the management of epilepsy in adults. Up To Date. 2018.
9) 日本循環器学会. 失神の診断・治療ガイドライン（2012年改訂版）．2012.
10) 日本アレルギー学会. アナフィラキシーガイドライン．2014.
　　(https://anaphylaxis-guideline.jp/pdf/anaphylaxis_guideline.PDF)

5章
1) Hutton A. An Introduction to Medical Terminology：A Self-Teaching Package, 2nd ed. Churchill Livingstone. 1998.
2) Cohen BJ, DePetris A. Medical Terminology：An Illustrated Guide, 7th ed. LWW. 2013.
3) 一般社団法人日本感染症学会，公益社団法人日本化学療法学会JAID/JSC感染症治療ガイド・ガイドライン作成委員会 呼吸器感染症WG. JAID/JSC感染症治療ガイドライン―呼吸器感染症―. 日化療会誌. 2014；62 (1)：1-109.

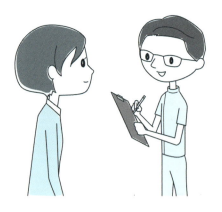

歯科医院が知っておきたい
かしこい問診の仕方，照会状の書き方・読み方
医科と上手にやりとりする重要ポイント

ISBN978-4-263-44538-9

2018年10月25日　第1版第1刷発行
2019年　6月20日　第1版第2刷発行

著　者　栗　橋　健　夫
発行者　白　石　泰　夫
発行所　医歯薬出版株式会社
〒113-8612　東京都文京区本駒込1-7-10
TEL．(03) 5395-7638（編集）・7630（販売）
FAX．(03) 5395-7639（編集）・7633（販売）
https://www.ishiyaku.co.jp/
郵便振替番号　00190-5-13816

乱丁，落丁の際はお取り替えいたします．　　　印刷・真興社／製本・愛千製本所
© Ishiyaku Publishers, Inc., 2018.　Printed in Japan

本書の複製権・翻訳権・翻案権・上映権・譲渡権・貸与権・公衆送信権(送信可能化権を含む)・口述権は，医歯薬出版(株)が保有します．
本書を無断で複製する行為（コピー，スキャン，デジタルデータ化など）は，「私的使用のための複製」などの著作権法上の限られた例外を除き禁じられています．また私的使用に該当する場合であっても，請負業者等の第三者に依頼し上記の行為を行うことは違法となります．

JCOPY ＜出版者著作権管理機構　委託出版物＞
本書をコピーやスキャン等により複製される場合は，そのつど事前に出版者著作権管理機構(電話03-5244-5088, FAX 03-5244-5089, e-mail：info@jcopy.or.jp)の許諾を得てください．